# J'ai épousé un Médecin de la Bite qui soigne aussi les femmes

Madeline Zech Ruiz

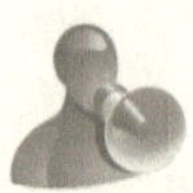

Ce livre est une lecture incontournable pour tous les gens qui possède un pénis ou un vagin et toutes les fonctions qui vont avec chacun d'eux. L'auteur a fait un excellent travail de traduction des problèmes et solutions urologiques dans un langage simple que chacun puisse comprendre. Ce livre est bien écrit et amusant, tout en fournissant des informations solides qui ne peuvent qu'aider.

Henry E. Ruiz, médecin, association professionnelle
Président, département d'urologie, Doctors Hospital at Renaissance
Directeur, Institut d'Urologie, Renaissance
Professeur associé clinique de chirurgie, Faculté de médecine de l'Université du Texas à Rio Grande Valley

# J'AI ÉPOUSÉ UN MÉDECIN DE LA BITE QUI SOIGNE AUSSI LES FEMMES

MADELINE ZECH RUIZ

ISBN 978-1-7342966-7-9

L'ebook est disponible partout où on peut acheter des livres numériques.



*Traduction* : Natalija Kovalenko, natalija.nk.kovalenko@gmail.com

*Conception de la couverture du livre* : Aleksandar Petrovic, vajsman@gmail.com

*Conception graphique* : Goran Skakic, www.tamigo.co

Numéro de contrôle de la Bibliothèque du Congrès : 2020902782

Imprimé aux États-Unis

Auteur (version anglaise) : Madeline Zech Ruiz, madrzech@gmail.com

Le livre a été publié en anglais et traduit en 13 langues

Liste des traducteurs

| Version | Traducteur/Rédacteur | Courrier électronique |
|---|---|---|
| Traduction en allemand<br>Traduction en français<br>Traduction en russe | Natalija Kovalenko | natalija.nk.kovalenko@gmail.com |
| Traduction en italienne | Stefano Lumine | stefanolumine.music@gmail.com |
| Traduction en arabe | Doaa Qudaih | duaa.qu@gmail.com |
| Traduction en hindi | Shivanshi Srivastava | ss4cca@gmail.com |
| Traduction en malais | Nelson Dino | nelson.s.dino@gmail.com |
| Traduction en chinois | Quade Thomason | qrthomason@outlook.com |
| Traduction en japonais | Wai Mun Koong | jess.somi850@gmail.com |
| Traduction en espagnol | Camilla Lucchetti | camilla.lucchetti@gmail.com |
| Traduction en portugais | Angelica Alfonso | xangeliquex@hotmail.com |
| Traduction en coréen | Ji In Yu | yujiin27@gmail.com |

# PRÉFACE

Les chiffres sont dévastateurs et personne ne veut en parler. Plus de la moitié des hommes de ce pays sont touchés par des troubles de l'érection à un moment ou à un autre de leur vie. Trop d'entre eux sont diagnostiqués avec un cancer de la prostate ou ont des problèmes pour uriner.

Les femmes ne leur sont nullement inférieures avec leurs problèmes persistants d'excitation sexuelle, d'orgasme ou de douleur pendant les rapports sexuels. Si vous mettez tout cela dans le même panier, vous aurez de trouble de l'excitation sexuelle.

Si on y rajoute une « installation sanitaire » défectueuse comme l'incontinence pour les deux sexes, on ressent d'autant plus le besoin de rire et de pleurer en même temps. Mais je vous le déconseille, sinon vous commencez à goutter !

Bien qu'il n'y ait pas de quoi rire, parler d'urologie sera la chose la plus divertissante que vous ayez jamais eue avec vos amis les plus proches. Ajoutez ce livre, et les rires sont préprogrammés, tout en obtenant les réponses à ce qui se passe en bas. Trouvez les réponses à la question de savoir comment remettre votre installation sanitaire en état de marche et retrouver votre qualité de vie.

Peu importe l'orientation sexuelle de chacun, ce livre se concentre sur le fonctionnement des pénis et des vagins et sur la manière dont ils peuvent influencer la qualité de vie.

En fin de compte, nous sommes tous semblables les uns aux autres en raison de nos installations sanitaires et de tout ce qui va avec. C'est du bon sens de connaître la vérité sur l'installation sanitaire humain. L'urologie nous rappelle qu'on doit toujours essayer d'être gentil avec tout le monde, même si on croit qu'on est différent. Les problèmes urologiques sont des régulateurs de la race humaine.

Depuis presque 20 ans, l'auteur est mariée à son mari, médecin en urologie reconstructive, le « Médecin de la Bite ». Il possède l'un des cabinets médicaux les plus visités de la ville. C'était donc du gâteau pour elle de faire une liste des dix problèmes urologiques les plus fréquents chez les hommes et les femmes.

En tant qu'épouse du Médecin de la Bite, l'auteur raconte des situations médicales urologiques de manière sensible et humoristique.

Ce livre est suffisamment sensible pour que tout homme puisse le lire, suffisamment drôle pour que toute femme puisse l'apprécier et suffisamment instructif pour en donner un exemplaire à un ami. L'épouse du Médecin de la Bite vous donne la sécurité et l'acceptation nécessaires pour pouvoir parler de toutes les questions urologiques et vous encourage à embrasser vos installations sanitaires.

## À PROPOS DE L'AUTEUR


## Madeline Zech Ruiz

madrzech@gmail.com


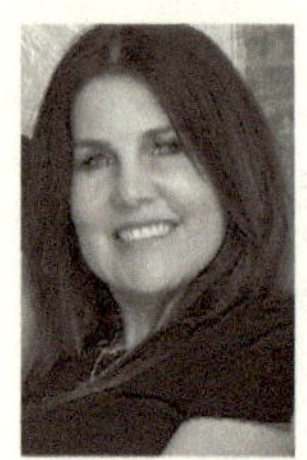

Madeline Zech Ruiz est titulaire d'un MBA et a travaillé pour une société américaine avant de rencontrer son mari. Elle est mère de deux enfants et s'occupe de ses parents vieillissants. Elle est l'épouse du Médecin de la Bite et vit avec son mari, médecin en urologie reconstructive, depuis 20 ans dans le monde de la vessie, de l'utérus, du pénis et du vagin dans le sud du Texas. Elle gère actuellement toutes les demandes urologiques secrètes émanant de personnes assez courageuses pour demander l'aide du Médecin de la Bite, et elle aime aider sa communauté. Elle est née à Seattle, Washington, et a grandi à Olympia, Washington.

# TABLE DES MATIÈRES

**1. Comment cela a-t-il pu m'arriver ?**
*Faisons le voyage pour ouvrir votre cœur et votre esprit* ............ 1

**2. Préliminaires urologiques**
*Partager est un signe de confiance* ............ 7

**3. De l'armée à une petite ville américaine**
*L'inconnu n'a pas encore été découvert* ............ 15

**4. La passion pour le pénis et le contrôle du vagin**
*La passion n'a pas de limites* ............ 19

**5. La pression sur le pénis dans la société**
*L'acceptation vient de l'intérieur* ............ 25

**6. Mon mariage impuissant**
*Avoir assez d'amour pour lâcher prise* ............ 29

**7. Bon sang ! Où est ma merveilleuse gaule ?**
*Les êtres curieux trouvent des réponses* ............ 35

**8. La prothèse pénienne : oui, elle existe et elle fonctionne !**
*Des possibilités enrichissent l'esprit* ............ 41

**9. Diabète et dysfonctionnement érectile**
*Se sentir bien et libre* ............ 57

**10. Fait-il froid dehors ou bien sont-ils en train de diminuer ?**
*Les illusions ne sont que dans la tête* ........ 61

**11. La prostate, également connue comme « le tricheur »**
*La force est une vertu sous-estimée* ........ 69

**12. Les 3 types de cancer de la prostate les plus courants, pour simplifier les choses**
*Essayer de comprendre est déjà un début* ........ 73

**13. Ce n'est pas vrai, les hommes gouttent aussi ?**
*Faire face à la réalité* ........ 81

**14. Extenseur de pénis – Il fonctionne !**
*Faites de votre mieux et tenez-vous droit* ........ 87

**15. Mesdames, c'est votre tour**
*Le Médecin de la Bite est spécialisé dans la reconstruction du plancher pelvien féminin* ........ 93

**16. La fuite – De goutte à goutte vers le Nil**
*N'abandonnez pas juste parce que ça devient épuisant* ........ 97

**17. Dysfonctionnement du plancher pelvien – Avez-vous toujours envie de faire l'amour ?**
*Les défis sont de bonnes raisons pour continuer à essayer* ........ 101

**18. Trouble de l'excitation sexuelle – Bon sang, où est mon vin ?**
*Avoir le courage pour essayer* ........ 113

**19. Les fabricants de produits de soins pour la peau - Hydratez-le !**
*Agitez la baguette magique en bas* ........ 123

**20. Conseils sur le sexe pour vos nouvelles installations sanitaires**
*L'inconnu illumine l'âme quand la peur est vaincue* ........ 137

**21. Consultez un urologue ou un urogynécologue** ........ 141

**22. Thérapie du plancher pelvien - Non, pas ce genre**
*L'apprentissage est un don comme aucun autre* .................... 143

**23. Les milléniaux inclus - La génération Pourquoi Dois-je Faire Pipi Tout Le Temps ?**
*Tirer les leçons du passé pour l'avenir* .................... 155

**24. Les vasectomies et le bébé imprevu**
*Il faut de la force pour connaître ses limites* .................... 161

**25. Les calculs rénaux sont impitoyables**
*Seulement les courageux demandent de l'aide* .................... 169

**26. Le Médecin de la Bite devient un patient**
*Parfois la réalité est nécessaire* .................... 177

**27. Globetrotting - Un souvenir de la vessie**
*Les révélations intimes sont une bénédiction pour les autres* ..... 185

**28. Sexe avec le Médecin de la Bite**
*Aimer est le souhait le plus profond de l'âme* .................... 191

**Mot de la fin**
*Les portes ouvertes favorisent l'évolution de votre âme* ......... 193

**Remerciements** .................... 195

**Liste des sources** .................... 197

1

# COMMENT CELA A-T-IL PU M'ARRIVER ?

*Laissez-nous faire le voyage pour ouvrir votre cœur et votre esprit*

Voici ma vie quotidienne :

- Examen de la dysfonction érectile sur le couloir 6 à côté du pain complet.
- Vagin qui goutte après une question sur l'orgasme dans le parking du lycée.
- Problèmes évidents de prostate sur le siège du milieu, rang 8, suivis d'une conversation d'une heure sur tous les problèmes urinaires dont il souffre depuis deux ans.

Et j'adore tout ça ! Qui aurait cru que je pourrais m'enthousiasmer pour toutes les choses qui concernent le pénis et le vagin sans rougir ou transpirer à la seule évocation de ces mots ? Je suis fascinée par le fait que de parfaits inconnus découvrent d'une manière ou d'une autre que je suis marié à un Médecin de la Bite et me demandent de l'aide pour leurs problèmes les plus intimes. Je ne sais pas pourquoi des personnes de rang différent, et parfois de parfaits inconnus, ont le courage de me confier leurs problèmes urologiques les plus personnels. C'est peut-être parce que je suis sympa et c'est facile de commencer une conversation avec moi ? Grâce à ma nature amicale et serviable, j'ai vécu les expériences les plus merveilleuses avec des gens du monde entier. Se connecter aux autres et leur montrer de l'intérêt est sans aucun doute la meilleure partie de ma vie.

Dans ma petite ville, je suis reconnue tant par les anciens patients de mon mari que par les actuels. Pour vous donner un exemple de comment ça fonctionne, je vais vous raconter ce qui se passe quand j'attends mon café dans la file d'attente au Starbucks. Pendant que je fais la queue comme tout le monde et que je me languis de la première boisson chaude de la journée, je m'ennuie, je regarde autour de moi et je tape sur mon portable. Quand je regarde par la fenêtre, je vois un camion connu qui vient d'arriver. Quand le monsieur sort de sa voiture, je sais exactement qui il est et je me souviens qu'il m'avait confié sa situation urologique difficile dans la même file d'attente chez Starbucks. Je commence immédiatement à prier pour qu'il ne vienne pas directement me voir et qu'il s'arrête pour poser une autre question sur le pénis à laquelle il veut que mon mari réponde.

Je me retourne rapidement pour qu'il ne me reconnaisse pas, et comme je le fais, je tombe directement sur la boulangère de l'épicerie du coin qui est ravie de me voir. Je n'ai réalisé à quel point j'étais paniqué que lorsque j'ai réussi à lui faire un sourire forcé pour ne pas l'effrayer le moment qu'elle s'approchait de moi. Elle m'attrape toujours au supermarché pour me saluer, me serrer dans ses bras comme si j'étais sa fille préférée et me dire combien elle apprécie mon mari et sa serviabilité. Récemment, elle m'a dit qu'elle avait pris rendez-vous avec mon mari pour faire résoudre ses troubles du plancher pelvien. Aujourd'hui, ça s'est passé dans la queue chez Starbucks.

La boulangère fait toujours la queue pour le café et me dit qu'elle a fait tous les rendez-vous avec mon mari et qu'elle espère qu'il pourra resoudre les troubles du plancher pelvien qui la tourmentent depuis des années.

Je dois admettre que j'aime les gens. C'est toujours le thème du pénis et du vagin de ces rencontres qui m'a fait transpirer et m'a obligé à faire face à ma modestie. Je comprends qu'il s'agit simplement d'une de mes défauts. Je ne suis pas un médecin, mais une femme qui s'occupe d'enfants, de parents et d'un mari exigeant qui n'est jamais à la maison parce qu'il a la capacité de réparer tout ce qui concerne \p{Dash_punctuation}\K\w{1,9} l'installation sanitaire » de chacun. Ce n'est pas une tâche facile. Cela peut être compliqué quand tous les monde chez Starbucks peut écouter, alors la prochaine fois qu'ils me verront, ils viendront me parler de leurs problèmes urologiques, dans l'espoir de trouver de l'aide pour eux-mêmes ou pour un proche.

Après tant d'années et tant de demandes différentes, je commence à réflechir sur la quantité de pipi qui coule sur la planète. La quantité de personnes qui me suivent comme un guidage thermique pour avoir accès à l'homme qui peut régler leurs problèmes d'urine m'a motivé à me lever et dire à tout le monde qu'il y a de l'aide pour les problèmes avec l'installation sanitaire.

Si on m'avait dit il y a 20 ans que j'allais passer ma vie d'épouse aux côtés d'un médecin, je serais partie sur le champ. J'habite maintenant dans une petite ville où il est difficile de protéger sa vie privée et où tout le monde sait que mon mari est un urologue qui s'occupe des pénis et des vagins. Je suis entrée dans la spirale de l'urologie en étant mariée à un médecin. La grande surprise pour moi c'était que je ne connais rien sur l'urologie, mais j'ai écouté de belles histoires qui m'ont touché d'une certaine façon ou qui m'ont fait rire.

À travers de toutes les interactions humaines et les histoires d'urologie, je me rappelle toujours qu'il est important d'être amicale et empathique. Cela m'a beaucoup appris sur l'urologie. Néanmoins, je continue à rire secrètement et à poser des questions stupides au Médecin de la Bite sur tout ce qui concerne l'urologie. Il m'assure qu'il n'y a pas de questions stupides quand il s'agit de comprendre ma propre « installation sanitaire ». Ou la sienne.

Toutes ces réflexions m'ont convaincu que je suis peut-être comme tout le monde qui m'aborde avec prudence car ce n'est pas un sujet dont on parle habituellement. Mais je peux m'identifier à eux et à leur éventuel stress au sujet d'une maladie urologique. Grâce à ce sac de nœuds de la gentillesse et de l'urine, j'ai appris que je m'interesse vraiment pour le sujet et j'aime aider les gens de différents rangs de cette façon, peu importe s'il s'agisse de faire pipi ou non.

Alors pourquoi m'ouvrir à des inconnus et répondre à leurs questions de manière sensible et amicale ? Parce que je suis venue pour apprendre quelque chose de spécial sur moi-même. J'ai une âme profonde et aimante, et j'apprends aussi qu'il est normal d'en parler.

Le voyage pour apprendre sur soi même, sur lequel je me suis retrouvée par mes gestes amicaux aléatoires vers les autres, est en fait une histoire sur ma volonté d'aider et le désir de guérir les gens et de rendre le monde progressivement meilleur. Je m'occupe d'eux et je veux qu'ils sachent qu'ils sont importants. Je fais cela chaque fois que quelqu'un me demande de l'aide pour un problème urologique. Je prends mon temps, peu importe où je suis et ce que je fais, pour m'arrêter et écouter.

Cela n'arrive pas souvent parce que la plupart du temps j'essaie de m'occuper de ma famille. Cependant, je comprends qu'il faut du courage énorme pour venir vers moi avec des informations aussi intimes et demander de l'aide.

Peut-être que des conversations ouvertes sur l'urologie sont un domaine où je peux aider à faire la différence et à guérir les relations intimes. Lorsqu'une relation amoreuse est tendue, cela peut conduire au stress et à l'isolement. Les problèmes urologiques peuvent être incroyablement isolants car il n'est pas facile de parler de son pipi, de son pénis ou de son vagin. Rien que ces trois mots peuvent être dévastateurs.

Sans avoir étudié la médecine, j'ai été mise en position d'influencer positivement la vie des gens en devenant simplement un panneau indicateur avec un sourire amical et un cœur chaleureux. J'ai beaucoup appris des problèmes urologiques des autres en essayant de les mettre en relation avec le véritable guérisseur, le Médecin de la Bite. Je suis reconaissante de la possibilité que ma nature amicale me donne de rendre progressivement le monde, un pénis ou un vagin, meilleur.

Bon, assez parlé de moi. Continuons avec quelques histoires d'urologie et les solutions disponibles pour les hommes et les femmes qui peuvent améliorer leur vie. Nous allons passer un bon moment tout en apprenant la vérité sur notre « installation sanitaire », ce qui se passe quand elle est défectueuse et ce qu'il faut faire pour la réparer.

2

# PRÉLIMINAIRES UROLOGIQUES

## *Partager est un signe de confiance*

Le sujet des problèmes urologiques ne pourrait pas être plus désagréable pour moi. Je suis sûre que la plupart des personnes qui ne sont pas dans le domaine médical pensent la même chose. Permettez-moi de commencer tout ce livre par le fait que je ne suis pas médecin et que je ne prétends pas avoir de connaissances médicales sur les sujets que je formule avec tant d'audace dans un langage profane afin que nous puissions tous mieux comprendre ce que ces médecins savent déjà.

Vous vous demandez peut-être pourquoi j'écris ce livre révélateur. En effet, au cours des 20 années, des centaines de personnes m'ont demandé d'être le médiateur urologique entre elles, le simple mortel et mon mari. Au début, c'était comme si un aveugle guidait un aveugle, et nous avons cherché le médecin et ses connaissances. Des centaines de personnes qui sont devenues par la suite les patients de mon mari, leurs conjoints ou de parfaits inconnus m'ont approchée pour obtenir un rendez-vous avec mon mari ou pour trouver des réponses à un certain nombre de questions sur l'urologie.

C'est bizarre quand ils me parlent comme si j'étais le médecin. Beaucoup de gens m'ont dit des choses que je ne voulais pas écouter. Et je ne pourrai jamais les effacer de ma mémoire. Je ne savais pas que le corps humain avait autant de problèmes. Mais je ne suis pas médecin. Je ne suis qu'un outsider qui a obtenu une place d'honneur à côté de mon mari, le Médecin de la Bite. Grâce à cette constellation inhabituelle, je suis parvenue à occuper une position particulière dans chaque situation et dans chaque lieu.

La vie avec le Médecin de la Bite a été un parcours du combattant, car je suis devenu le canal ou la « porte dérobée » de ses services. C'est comme si j'étais acceptée dans une société secrète pour des traitements magiques, alors que dans notre petite ville, je suis devenue célèbre parce que mon mari distribuait des cadeaux médicaux à notre communauté. Je n'ai pas choisi ce rôle dans le partenariat. Cette nouvelle aventure dans le monde de l'urologie et le fait que chaque individu est tôt ou tard touché par ce sujet, m'a redescendu sur terre et m'a inspiré à aider les autres.

Mais au début, je n'avais vraiment aucune idée de ce que mon mari faisait en tant que médecin, car je n'étais jamais allée chez un urologue moi-même. Il y a des choses qu'on n'apprend que lorsqu'on a besoin de ces connaissances. Surtout pour les sujets très personnels ou embarrassants comme l'urologie.

Immédiatement après notre arrivée en ville, la communauté nous a donné le surnom la famille du nouvel urologue. Apparemment, mon mari était la seule personne dans un rayon d'environ 400 miles qui pouvait fournir des services de santé individuels en urologie. Notre cercle de connaissances s'est rapidement élargi, suivi par des demandes de renseignements sur toutes sortes de problèmes urologiques. C'est là où ma véritable formation a commencé.

Pendant les dix premières années de notre mariage, j'ai été absolument stupéfaite de voir comment les gens savaient qui j'étais ou qui était mon mari. C'étaient des inconnue, et je ne leur avais jamais parlé, encore moins rencontré personnellement. Apparemment, les gens parlent et regardent, et pointent secrètement sur vous. Je crois que c'est la seule fois où c'est parfaitement acceptable. Pour moi, c'était une expérience complètement différente, parce que les gens étaient incroyablement amicaux et gentils quand ils m'ont approché.

Voici un exemple parfait de ce qui s'est passé plusieurs fois. Pendant qu'on fait la vidange de ma voiture, je pense que c'est une bonne idée d'aller au salon de vente et de saluer le vendeur de voiture. Appelons-le John, pour protéger sa vie privée. John m'a dit qu'il avait été un patient de mon mari dans le passé et qu'enfin il a compris que j'étais mariée à son médecin.

John était un fier latino de 60 ans dont le professionnalisme et la courtoisie étaient toujours appréciés. Il était heureux de me voir ce jour-là, et moi aussi, j'étais heureuse de le voir comme d'habitude. Il était très bavard et m'a offert du café, de l'eau et même des beignets. Bien que j'aie dit à John que la vidange est une chose très rapide et que ma voiture était déjà prête et m'attendait dehors, il a continué à parler joyeusement. Il faut se rappeler que John est un vieux latino et qu'en général, ils sont incroyablement réservés lorsqu'il s'agit de questions personnelles comme l'urologie. Le fait que je sois une jolie femme ne lui a probablement pas facilité la tâche pour se confier à moi en raison d'un problème de pipi embarrassant.

Après que j'ai répété que je devais partir, John m'a touché doucement le coude et m'a dit : « J'ai une question pour votre mari, si ça ne vous dérange pas. » J'ai dit : « Bien sûr, comment puis-je vous aider ? » Quand John a commencé à me parler de ses symptômes, des petites perles de sueur se sont formées sur son front. John m'a dit qu'il avait du sang dans l'urine depuis environ un mois et que la seule chose à faire était de prendre rendez-vous avec mon mari. Selon sa déclaration, il a obtenu un rendez-vous que dans trois mois. Malheureusement, la communauté est médicalement sous-approvisionnée, ça veut dire qu'il n'y a pas assez de médecins pour aider toute la population. J'ai demandé à John si cela ne le dérangeait pas que j'appelle mon mari immédiatement et que je le laisse lui parler directement pour qu'ils puissent clarifier la question et savoir s'il s'agit d'un cas urgent.

J'ai appelé le Médecin de la Bite et donné le téléphone à John pour qu'il puisse expliquer ses symptômes. Par respect et pour protéger la vie privée, je me suis retirée et j'ai fait semblant de m'intéresser à toutes les nouvelles voitures du showroom. Quand il a raccroché, John m'a dit qu'il verrait mon mari le lendemain matin. On pouvait clairement voir son soulagement, et c'était bien que je puisse l'aider un peu.

La même chose se passe PARTOUT où je vais : à la poste, à l'épicerie, au studio de tutorat, au club de fitness, au terrain de golf, à l'aéroport, au parc local, etc. PARTOUT. J'ai décidé d'appeler toute cette expérience de rencontre avec des inconnus « préliminaires urologiques ». Je ne sais pas comment l'appeler autrement. J'écoute toutes les histoires dramatiques sur les problèmes urologiques de chaque personne connue ou inconnue de la ville, mais je ne sais jamais comment elles se terminent parce que je ne suis pas le médecin. Et bien sûr, mon mari ne parle jamais de ses patients. Il me dit simplement que si je veux savoir, je dois demander au patient. Et je ne demanderais plus jamais à un patient s'il a du sang dans l'urine. Mon dieu, je transpire autant qu'eux quand j'écoute leurs problèmes urologiques, et ce n'est même pas moi qui ai le problème ! Qui aurait cru que les préliminaires urologiques pouvaient faire transpirer les deux parties ?

En tant qu'épouse du Médecin de la Bite, j'ai immédiatement appris à garder un visage sérieux et à prétendre que chaque mot que ces gens disent est le plus important que j'ai jamais entendu. J'ai toujours réagi calmement, mais comme j'étais complètement dépassée et ne savais pas quoi je devais répondre, j'ai donc simplement dit : « Laissez-moi appeler mon mari pour qu'il vous aide ». Pour éviter ces situations, j'ai cherché désespérément un endroit pour rassembler mes pensées et je me suis demandé pourquoi les gens étaient prêts, par tous les moyens, à me parler de leurs choses incroyablement intimes.

Au fil des années, j'ai fait beaucoup d'erreurs dans mon rôle d'épouse du Médecin de la Bite. Mon mari a toujours souligné que les problèmes urologiques sont un sujet sensible pour les patients.

Pour une raison quelconque, la prostate est toujours en tête de liste. Je me suis souvent demandé pourquoi ce sujet est si respecté, et je me suis surtout demandé pourquoi c'était chaque année sur toutes les lèvres à l'occasion de mon examen annuel. Tout le personnel a toujours su que j'étais mariée au Médecin de la Bite et le gynécologue m'a même interrogée pendant l'examen sur les miracles urologiques que mon mari faisait. La visite se terminait toujours par : « Je devrais vraiment appeler votre mari car c'est l'heure de mon examen de la prostate ». Je ne voulais vraiment pas savoir ça ! Un autre exemple pourquoi il est important d'entamer la discussion sur l'urologie.

Une autre chose que j'ai appris est que presque tous les problèmes urologiques peuvent être résolus. Cependant, le Médecin de la Bite me dit que le patient moyen ne lui rend visite que des années après l'apparition des symptômes parce qu'il a souvent honte ou ne sait pas qu'on peut l'aider. Ils souffrent donc tout simplement et ont appris à vivre avec leur problème. Choquant, triste et totalement inutile.

Ma propre mère était un exemple parfait de ce déni et de ce refus d'aide. Après avoir donné naissance à huit enfants, elle a lutté contre l'incontinence urinaire pendant 30 ans. Elle a basé sa vie quotidienne sur une carte avec des toilettes publiques, qui étaient immédiatement accessibles en cas de besoin. Après tout, mon mari a dit que c'était trop déjà et a insisté pour la faire venir ici pour se faire soigner. Elle a été stupéfaite lorsqu'elle a appris qu'une simple opération changerait tout et maintenant elle regrette de ne pas l'avoir fait avant. Maman était ravie de sa nouvelle liberté.

Après toutes les révélations des personnes qui ont des problèmes urinaires, j'ai décidé qu'il était temps de partager les connaissances que j'ai acquises grâce au Médecin de la Bite afin que nous puissions tous parler de ce sujet sans nous sentir inférieurs ou avoir honte. Quand j'ai dit à mes proches que j'écrivais ce livre, les réactions positives et l'intérêt pour le sujet ont été énormes. La quantité de problèmes communs aux hommes, aux femmes et aux jeunes est suffisante pour ce livre, ou alors peut-être dans l'avenir pour un tome.

Les secrets du Médecin de la Bite sont en fait les choses que tout le monde veut et doit savoir. Comme mon mari dit toujours : « Chaque personne aura besoin d'un urologue à un moment donné de sa vie ». Ces mots vous intimideront jusqu'à ce que vous appreniez à apprécier ce qu'un urologue peut faire pour rétablir la qualité de vie. J'ai vu de mes propres yeux.

Maintenant, une confession : mon mari n'est pas du tout heureux que j'écrive ce livre et que je le diffuse dans le monde entier. Tout d'abord, parce qu'il n'est pas aussi académique ou technique qu'un livre médical, avec tous les détails qu'aucun d'entre nous ne comprend. L'urologie est une affaire sérieuse pour lui, et il ne considère aucun des sujets associés comme étant drôle. Il n'est pas non plus enthousiaste à l'idée que sa femme partage les secrets profonds de notre vie sexuelle en tant qu'individus et en tant que couple. J'ai realisé que tout ce sujet est non seulement tabou pour le public mais aussi désagréable pour le Médecin de la Bite. Une raison de plus pour entamer la conversation afin que la porte de tous les secrets de l'urologie soit ouverte et que vous sachiez comment obtenir de l'aide lorsque la propre installation sanitaire est brisée.

Ce fut un honneur de servir en tant qu'épouse du Médecin de la Bite et j'espère que les informations contenues dans les pages suivantes vous aideront. Alors asseyez-vous et rejoignez-moi pour explorer un sujet à la fois effrayant et humain, sans perdre le sens de l'humour.

3

# DE L'ARMÉE À UNE PETITE VILLE AMÉRICAINE

## *L'inconnu n'a pas encore été découvert*

J'ai rencontré mon mari à Seattle lorsqu'il était stationé à Ft. Lewis, Washington. Pour moi, ce fut le coup de foudre. Je n'avais aucune idée de qui était vraiment ce gars, mais j'ai su dès le premier rendez-vous que je voulais l'épouser. Je n'avais aucune idée de ce qui m'attendait.

Nos chemins se sont croisés lorsque j'ai été une heureuse employée dans le monde des affaires et qu'il a servi dans l'armée de notre grande nation. Nous nous sommes enfuis à Honolulu, où nous nous sommes mariés dans la chapelle du Fort DeRussy avec un soldat des forces spéciales qui était également aumônier.

Vivant toujours à Seattle, notre premier enfant, un beau garçon, est né neuf mois plus tard. Dix jours plus tard nous avons traversé le pays et déménagé dans une petite ville américaine. Nous avons commencé une nouvelle aventure ensemble, laissant derrière la folie militaire et la folie des entreprises à la fois. Mon mari a exercé sa profession de médecin avec grand plaisir dans une communauté multiculturelle et médicalement défavorisée, tandis que j'ai décidé de rester à la maison et de m'occuper de notre nouvelle famille.

Bientôt le deuxième bébé est né, une belle petite fille. Nous étions maintenant une famille de quatre personnes. Avoir des enfants nous a obligés à nous immerger dans un monde de cours de récréation et d'écoles maternelles, où toutes les mamans se réunissaient. Mais cette introduction au monde des mères et des bébés n'était pas tout. C'est la naissance de mon rôle d'épouse du Médecin de la Bite. Pas étonnant, presque toutes étaient mariées et chacune d'entre elles avait accouché. Ces expériences de vie sont souvent le début de plusieurs problèmes urologiques, tant pour les hommes que pour les femmes. Pendant l'accouchement, les femmes peuvent passer par des complications qui peuvent être le début de problèmes urologiques. Les hommes ont tendance à prendre du poids lorsque leurs femmes sont enceintes, ce qui peut augmenter la probabilité d'hypertension ou de diabète. La prise de poids, l'hypertension et le diabète chez les hommes nous conduisent directement à d'éventuels problèmes avec le pénis.

4

# LA PASSION POUR LE PÉNIS ET LE CONTRÔLE DU VAGIN

## *La passion ne connaît pas de limites*

Mais pourquoi quelqu'un voudrait-il passer sa vie à réparer des pénis et des vagins ? C'est une question légitime que se pose quelqu'un comme moi, qui aime tout simplement le travail sur l'ordinateur. Mais vous n'imaginez pas à quel point ce sujet est souvent évoqué. La question n'est pas si farfelue quand on sait que le Médecin de la Bite a passé 15 ans de sa vie à étudier les pénis, les vagins et d'autres choses liées à l'anatomie urologique afin de se spécialiser dans ce domaine. Quatre ans d'études médicales préliminaires au collège, quatre ans d'études médicales, six ans de formation spécialisée et un an de formation avancée. C'est 15 ans de formation sur la façon de réparer un pénis ou un vagin, et l'installation sanitaire associée. Maintenant, faites un retour sur vous-même et réfléchissez pendant une minute. Il est presque impossible de comprendre pourquoi on se consacre à un tel sujet tant qu'on ne devient pas un patient du Médecin de la Bite et qu'on ne ressent pas que c'est agréable d'être libéré des problèmes urologiques.

Cela me rappelle l'époque où mon fils allait à l'école maternelle. Pour des raisons évidentes, nous avons toujours utilisé la terminologie médicale devant nos enfants. En fait, ce n'est pas grave, puisque c'est juste de l'anatomie. Quand les enfants étaient plus jeunes, ils voulaient toujours savoir où était papa et pourquoi il n'était pas à la maison. J'ai dû leur expliquer qu'il répare les gens. Ils ont demandé ce que papa réparait et je leur ai toujours dit qu'il réparait les pénis et les vagins cassés pour que les gens comme nous puissent aller faire pipi. Ce n'est pas grave, n'est-ce pas ? Eh bien, devinez quoi.

Lorsque l'éducatrice a demandé à chacun de ses élèves ce que faisaient leurs parents pour gagner d'argent, vous pouvez probablement imaginer la réponse littérale qui est sortie de la bouche de mon fils. Le directeur a alors appelé et s'est plaint que mon fils avait une bouche sale ! J'ai continué en informant le directeur que lui-même avait un pénis qui aurait un jour besoin d'être réparé par un Médecin de la Bite comme mon mari. Il devrait donc soit arrêter d'interroger les enfants sur la profession de leurs parents, soit s'accommoder de la réponse. Au fait, le directeur était prêtre à l'école catholique.

Alors pourquoi devenir Médecin de la Bite ? La réponse est plutôt simple : son père en était un aussi. Oui, c'est aussi simple que ça. Il voulait être comme son père ! Le père du Médecin de la Bite était un urologue généraliste. Cependant, le Médecin de la Bite est allé plus loin et s'est spécialisé dans le même domaine en se concentrant sur la médecine du plancher pelvien féminin et la chirurgie reconstructive, qui n'est qu'une des sous-spécialités de l'urologie.

Apparemment, il existe différents types d'urologues qui sont sous-spécialisés. Il est important de le savoir, surtout si vous avez besoin d'un Médecin de la Bite spécialisé comme mon mari. Bien qu'il connaisse également l'urologie générale, puisqu'il est si spécialisé, il est plus logique qu'il utilise son temps et ses compétences pour prendre en charge les cas difficiles en chirurgie reconstructive pour lesquels il a été formé.

Les urologues généralistes sont généralement les premiers à contacter en cas de problème. Ils examinent, diagnostiquent et traitent les problèmes urologiques les plus courants tels que les vasectomies, les circoncisions, les infections et les problèmes de prostate. Si certains cas ne relèvent pas de leur compétence, ils les adressent à un spécialiste.

Un spécialiste en urologie reconstructive comme le Médecin de la Bite est le type de médecin qui reconstruit tout en bas si vous avez subi un traumatisme dans la zone du plancher pelvien ou si vous avez des anomalies physiques qui affectent l'urination sans douleur. Les autres types d'urologues sont les urologues pédiatriques, qui traitent des gens de moins de 18 ans, et les endourologues, qui traitent toutes sortes de cancers urologiques. Il y a aussi l'endourologue qui s'occupe des procédures peu invasives et qui est spécialisé dans la néphrolithiase. Ils connaissent également bien la chirurgie endoscopique et la chirurgie robotique, toutes deux peu invasives. Il existe également des urologues spécialisés en médecine sexuelle et en infertilité. Cette spécialisation est un autre cours avancé et une nouvelle porte d'entrée aux informations sur le monde de l'urologie. Il existe une spécialisation un peu plus interessante en traumatologie et reconstruction urologiques. Ce chirurgien vous aide si vous avez été blessé par balle, heurté par une voiture ou même écrasé par un bus. Ils forment l'équipe de nettoyage. Un chirurgien traumatologue ou un urologue reconstructeur sont le seul type d'urologue qui peut rétablir la fonction de votre installation sanitaire.

Chaque patient doit être parfaitement informé de son diagnostic, des options de traitement et du meilleur urologue pour le problème en question. De cette façon, la meilleure méthode de traitement peut être déterminée avec le médecin. Il est important de faire des recherches approfondies sur les qualifications du médecin, la fréquence à laquelle il a traité le type de maladie et les qualifications spécifiques dont il dispose pour le type de chirurgie dont vous pourriez avoir besoin. Tous ces facteurs sont essentiels pour que vous puissiez être sûr d'obtenir un bon résultat.

Si vous ne savez pas lequel vous convient le mieux parce qu'il y en a plusieurs, faisons une analogie avec une équipe de baseball avec tous ses joueurs. Chaque membre de l'équipe a une qualification spécifique pour effectuer un travail hautement qualifié et spécial, mais ils sont tous sur le même terrain de jeu. Le même concept s'applique dans le monde de l'urologie : chaque spécialiste doit jouer un rôle particulier au sein de l'équipe afin de réparer votre installation sanitaire.

Au baseball, le lanceur lance, le receveur dicte le type de lancer et attrape les balles, et le joueur de première base est celui qui a un œil vif et un énorme gant de baseball qui, inexplicablement, attrape chaque balle qui arrive à 9.000 miles par heure. Imaginez maintenant un surveillant des agrès sur la première base. Son expérience avec les battes, les gants et les balles est presque sans valeur lorsqu'il s'agit d'attraper une balle frappée fort. Cela s'applique pour les urologues généralistes. Certains d'entre eux sont comme les chefs d'entreprise qui supervisent la situation générale et sélectionnent les joueurs les plus qualifiés pour chaque situation du jeu. Les urologues généralistes jouent le même rôle, en offrant aux patients une vaste palette de services de santé, mais pour les traitements plus complexes, ils font de plus en plus appel à des acteurs hautement qualifiés.

Conclusion : il est important de savoir qui s'occupe de vous ! Ayez le courage de demander les informations nécessaires pour être entre de bonnes mains dans votre situation. Ne laissez pas le surveillant des agrès vous dire que maintenant il est un lanceur. C'est à vous de vérifier les qualifications de votre urologue. Renseignez-vous sur sa formation et sur la matière dans laquelle il est hautement qualifié et efficace. La même recherche doit également être effectuée auprès de votre gynécologue, car il n'est généralement pas qualifié pour traiter les questions urologiques, mais il peut essayer de vous convaincre. Maintenant, vous connaissez la différence.

5

# LA PRESSION SUR LE PÉNIS DANS LA SOCIÉTÉ

## *L'acceptation vient de l'intérieur*

Peut importe si on est le propriétaire du pénis ou celle qui l'utilize, il s'agit d'une question extrêmement sensible. Réfléchir à la raison pour laquelle le pénis d'un homme est la chose la plus importante au monde pour lui est un acte courageux. Les femmes ont du mal à comprendre et c'est inhabituel de poser une telle question à un homme. C'est parce que le vagin d'une femme N'EST PAS la chose la plus importante pour elle.

Cependant, lorsque vous aborderez le sujet du pénis, vous verrez une réaction, qu'il soit de femme ou d'homme. Des blagues sur le pénis aux remarques condescendantes, la simple pensée conduit généralement un homme à croiser inconsciemment ses jambes ou à enfermer ses testicules afin de les protéger.

Les femmes gloussent pendant la plupart des blagues sur le pénis et roulent les yeux comme si elles savaient tout sur le pénis et son pouvoir, surtout lorsqu'il est petit ou qu'il présente un dysfonctionnement. C'est à ce moment que le pénis doit être protégé et que les hommes sont obligés soit de tenir bon, soit d'accepter la raillerie. En fait, ce n'est pas drôle du tout. Cependant, comme la plupart des gens sont gênés de parler du pénis, l'humour semble souvent être un lieu sécurisé et un moyen de traiter leurs plaintes.

La pression sur le pénis et les attentes que la société met sur les hommes sont totalement irréalistes. Commençons par là. Soit vous avez assez de sang pour le cerveau, soit pour le pénis, mais jamais assez pour les deux ! Cependant, on ne peut pas en convaincre un homme parce que la société ne le permet pas. On attend de lui qu'il soit toujours prêt et qu'il soit un grand amant. Un « vrai » homme doit également avoir un pénis énorme. Sur la base de ces attentes non exprimées, de nombreux hommes se mesurent et mesurent leur valeur dans la société.

Lorsqu'un homme ne peut pas avoir d'érection ou faire l'amour, , c'est une expérience profondément traumatisante. Ce traumatisme affecte beaucoup l'esprit et la confiance en soi d'un homme. Elle s'intensifie lorsqu'il a une amante qui ne le soutient plus pendant cette expérience traumatisante et qui peut-être le quitte à cause de ça. Malheureusement, c'est le résultat le plus courant des dysfonctionnements sexuels.

C'est le moment où l'on fait des blagues sur les hommes et leurs voitures de sport chères pour compenser leur manque de performance ou la taille de leur pénis. Derrière chaque blague, il y a un peu de vérité, mais elle est aussi très blessante pour ceux qui souffrent.

6

# MON MARIAGE IMPUISSANT

## *Avoir assez d'amour pour lâcher prise*

Alors pourquoi est-ce que je mentionne la pire chose qui puisse arriver à un homme ? En épousant un Médecin de la Bite, j'ai enfin compris pourquoi mon premier mari était devenu impuissant.

J'étais auparavant mariée à un gars formidable qui était 12 ans plus âgé que moi. Nous étions mariés depuis plusieurs années et ce fut le moment le plus merveilleux de ma vie. Il venait d'une famille qui souffrait de graves problèmes cardiaques. Dans l'ADN de sa famille, il manquait un gène responsable de la production de HDL, plus connu sous le nom de « bon » cholestérol. Cela signifiait que s'ils mangeaient quelque chose de gras comme du bacon, il manquait le « bon » cholestérol pour débarrasser le corps du mauvais cholestérol. La seule façon de produire du HDL c'était de faire beaucoup d'activité physique. Bien que nous ayons mené un mode de vie sain, l'inévitable a fini par le rattraper.

Peu à peu, et surtout avant sa première crise cardiaque, j'ai remarqué de légers changements dans sa performance au lit. J'ai remarqué qu'il avait des difficultés d'avoir une érection et de la maintenir. Au début, je pensais que c'était moi le problème, ce qui n'était pas inhabituel pour une jeune femme peu sûre d'elle. À cette époque, ce n'était pas publique dans la communauté médicale que la capacité d'obtenir ou de maintenir une érection avait quelque chose à voir avec un éventuel incident cardiaque.

Cela a duré plusieurs années, et heureusement nous avons beaucoup apprécié la compagnie de l'autre et trouvé des moyens « d'ignorer » le problème en inventant des alternatives pour maintenir l'intimité de notre mariage. Finalement, c'est arrivé. Il avait 42 ans, comme son père, qui a également subi une crise cardiaque dévastatrice à cet âge. Heureusement, il est arrivé à l'hôpital où ils l'ont traité et lui ont sauvé la vie. Cependant, cette crise cardiaque l'a rendu complètement impuissant.

Les deux années suivantes ont été une période émotionnellement difficile pour nous deux. Il se sentait comme s'il n'était plus un homme. Le fait que j'étais beaucoup plus jeune a rendu tout plus difficile, et sûre qu'il a ressenti plus de pression pour faire son devoir. J'ai essayé de lui assurer qu'il était mon meilleur ami et mon partenaire éternel, quoi qu'il arrive. Je l'aimais sincèrement et je ne l'aurais jamais quitté juste parce qu'il ne pouvait pas maintenir une érection.

Au fil du temps, il s'est éloigné de moi et de tous les autres. Il passait plus de temps au travail et était facilement irritable, frustré et très malheureux. Finalement, il m'a demandé de partir. Je l'ai supplié de nous donner plus de temps pour trouver une solution commune. Mais il m'a juste dit de partir. Je lui ai dit que si c'était vraiment ce qu'il voulait, alors je l'aimais assez pour lâcher prise. Il m'a dit que c'était ce qu'il voulait et ce dont il avait besoin, et après 12 ans de mariage, j'ai quitté la maison avec seulement mes vêtements et quelques objets de famille de ma grand-mère.

Je n'avais jamais cessé d'aimer mon premier mari et j'ai passé les années suivantes à faire face à la perte d'un grand amour et d'un être cher. L'expérience d'un mariage échoué à cause de l'impuissance m'a appris la compréhension et la compassion pour la souffrance d'un homme et de sa famille. J'ai appris du point de vue d'une femme ce qu'elle peut faire. L'impuissance prive l'homme de tout ce qui est nécessaire pour se sentir comme tel, bien que je le sache mieux en tant que femme.

Je n'ai pas réussi à convaincre mon premier mari de me laisser l'aimer. Il n'a pas laissé faire. Quand j'y pense maintenant, je soupçonne que la demande de le quitter était sa façon de faire face à la colère et à l'humiliation qu'il ressentait parce qu'il était incapable de faire l'amour. Il est presque impossible de se mettre dans la peau de l'autre. Cependant, il est possible de montrer de l'amour er dc la compassion de la manière la plus appropriée pour cette personne, même si cela signifie la laisser partir parce qu'elle vous l'a demandé.

Alors que je continuais et réfléchissais sur le dysfonctionnement érectile et son impact sur ma vie, j'ai appris du Médecin de la Bite qu'il existe des solutions et des technologies qui peuvent sauver les relations. Le dysfonctionnement érectile est très préjudiciable pour le couple et nécessite l'aide de professionnels qui vous vont traiter avec prudence pour sauver à la fois la santé et le mariage.

Je sais qu'il existe un lien entre la sexualité et la santé cardiaque depuis que je me suis séparée de mon premier mari à cause d'impuissance. Rétrospectivement, je suis à la fois triste et un peu fâchée qu'on ne lui ait pas proposé de solutions pour le traitement des dysfonctionnements érectiles pendant son traitement après la crise cardiaque. Son cardiologue aurait dû nous envoyer chez un urologue pour faire une évaluation et obtenir de l'aide. À mon avis, les cardiologues et les urologues des cliniques de santé pour hommes devraient travailler en équipe pour se spécialiser dans le corps. Un psychologue devrait également faire partie de l'équipe qui soutient le couple dans une période aussi difficile.

Grâce à la pub, tout le monde connaît aujourd'hui les pilules qui sont disponibles pour les hommes souffrant de dysfonctionnement érectile. Mais personne ne parle jamais des différentes prothèses péniennes qui constituent également une option de traitement. La terminologie seule semble à la fois excitante et intimidante. Si vous avez dû faire face vous-même à des problèmes de dysfonctionnement érectile, probablement ce n'est pas la première chose à laquelle vous penseriez. Sinon, vous voudriez certainement connaître toutes les possibilités qui vous aideront à retrouver votre masculinité. En tant qu'outsider au monde de la médecine, je n'avais aucune idée qu'il y avait tant de possibilités pour corriger le dysfonctionnement érectile.

7

# BON SANG ! OÙ EST MA MERVEILLEUSE GAULE ?

## *Des créatures curieuses trouvent des réponses*

Le dysfonctionnement érectile est considéré par la majorité des hommes comme la perte de leur « virilité ». L'association est la suivante : « Oh mon Dieu, je suis un homme inférieur, ou je ne suis plus un homme du tout. » La pression sociale et la honte associées au dysfonctionnement érectile sont intensifiées lorsque la relation avec son partenaire est déjà instable. Si l'épouse n'est pas prête à résoudre ce problème ou si elle dit qu'il n'est plus un « homme », c'est très probable que la relation termine. Il est également possible qu'elle le quitte et emmène ses enfants avec elle. Ou bien elle le trompe parce qu'il ne peut pas faire l'amour. Mais si la femme est compréhensive et empathique et soutient le mari dans son désir de traitement, leur relation peut souvent continuer à s'épanouir. De façon réaliste, il ne s'agit que d'une situation temporaire qui peut être résolue.

On pourrait penser que personne ne serait assez cruel pour dire à son partenaire qu'il « n'est plus un homme ». Cependant, mon mari Médecin de la Bite me dit que 75% de ses patients qui réagissent de cette façon lorsque le dysfonctionnement érectile devient un problème relationnel sont des femmes. Cela est particulièrement vrai lorsque la femme est beaucoup plus jeune.

Pour les femmes parmi vous qui lisent ce livre et se souviennent de la façon dont vous avez traité un homme qui a souffert : vous verrez dans les prochains chapitres que les femmes peuvent aussi avoir leurs problèmes sexuels en vieillissant. Il s'agit notamment de troubles du plancher pelvien et d'incontinence pendant les rapports sexuels. Oui, il y a une très forte probabilité que vous faites pipi pendant l'orgasme. Il est donc conseillé à chacune d'entre nous de penser à être gentille avec son partenaire, à le soutenir et à l'accepter, car nous sommes toutes confrontées tôt ou tard à des problèmes de santé. Résoudre les problèmes en équipe et demander un avis médical est la bonne façon d'obtenir un résultat positif.

C'est là qu'intervient mon mari, le « Médecin de la Bite », qui rend le monde meilleur pour les âmes masculines et les couples qui sont assez courageux et intelligents pour venir à son cabinet et demander de l'aide. A l'homme dont la femme l'a quitté pour un homme plus jeune avec une érection : au pied de l'arc-en-ciel se trouve un trésor. Le Médecin de la Bite a une belle réponse pour lui. Il assure au patient que non seulement son problème d'érection sera résolu, mais qu'il sera encore mieux que jamais et qu'il trouvera quelqu'un pour en profiter avec lui. Le patient effrayé apprend qu'il n'est pas dans un si mauvais état, mais qu'il n'a été mis à l'écart que temporairement et que son ancien partenaire ne le mérite pas.

Conseil utile : il ne faut jamais appeler le problème un « pénis cassé », car tout cela est très désagréable pour l'homme. Je ne l'ai compris que lorsque j'ai demandé au Médecin de la Bite comment un homme peut récupérer mentalement d'un pénis cassé. Le Médecin de la Bite m'a immédiatement corrigé et m'a dit de ne plus jamais dire « pénis cassé ». Mesdames, soyez attentives à ce message très important. Cela vous évite beaucoup de stress émotionnel et mental inutile de la part de votre mari. Le terme correct pour identifier un problème d'érection est de l'appeler simplement une situation temporaire et de consulter un urologue qualifié dès que possible !

Le taux de réussite dans la correction de dysfonctionnement érectile est très élevé. Il existe de nombreuses possibilités de traitement pour retrouver ou améliorer rapidement les érections. Il s'avère que le traitement le plus efficace est la médication. Il y a actuellement cinq médicaments différents qui sont efficaces contre le dysfonctionnement érectile. Deux de ces médicaments sont disponibles sous forme générique. C'est le moyen le moins cher et le plus facile d'obtenir une érection. Vous ne payez pas plus de 50 dollars par pilule.

La première façon de traiter le dysfonctionnement érectile est de prendre les médicaments suivants : Viagra et Cialis (tous deux sous forme générique), Stendra et Levitra. Vous pouvez maintenant acheter 10 à 20 pilules à moins de 100 dollars. Avant, c'était environ 50 dollars par pilule et la plupart des sécurités socialés n'ont pas couvert ces coûts. Deux de ces médicaments peuvent également être produits dans la pharmacie locale, ce qui réduit encore les coûts.

Il y a également d'autres médicaments qui sont proposés sous forme d'injections ou de suppositoires pour le pénis lorsque les médicaments susmentionnés ne fonctionnent pas ou que l'état de santé rend leur prise impossible. Ces autres alternatives sont la Prostaglandine dans les suppositoires urétraux, ce qui signifie qu'elle doit être insérée dans le méat urétral, ou une forme injectable appelée Trimix Gel, qui s'insère également dans le méat urétral. Il s'agit d'un mélange de trois médicaments, la Prostaglandine, la Papavérine et la Phentolamine. Il ne peut être injecté que directement dans le pénis. Bien que cela semble douloureux, les résultats peuvent être très satisfaisants. Une autre option est la pompe à pénis, dont la sonorité est identique à celle de son nom. Il aspire le sang directement dans le corps du pénis et le résultat est une érection très dure. Une fois l'érection est obtenue, il suffit de faire glisser l'anneau de l'appareil à la base du pénis et c'est parti.

Ce sont les alternatives qui sont le plus souvent proposées aux patients. La plupart d'entre elles fonctionnent très bien et au moins une de ces options donnera des résultats satisfaisants. Si les solutions ci-dessus ne fonctionnent pas ou ne sont pas satisfaisantes dans votre cas, dans le chapitre suivant, nous avons la solution parfaite couverte par la majorité des sécurités sociales, y compris Medicare. Continuez à lire.

Et un mot pour la femme qui a soutenu son mari pendant cette expérience traumatisante : je parie avec toi 100 dollars que si vous surmontez la dysfonction érectile ensemble, tu te sentiras émotionnellement et sexuellement plus satisfaite et tombes encore plus amoureuse de ton partenaire. Tu développeras très probablement une nouvelle et profonde appréciation de son érection. Je parierais 100 dollars de plus que ton mari t'aime jusqu'au bout et qu'il a le désir de te satisfaire d'une manière qu'aucune d'entre vous ne pourrait jamais imaginer.

8

# LA PROTHÈSE PÉNIENNE – OUI, ELLE EXISTE ET ELLE FONCTIONNE !

*Les possibilités enrichissent l'esprit*

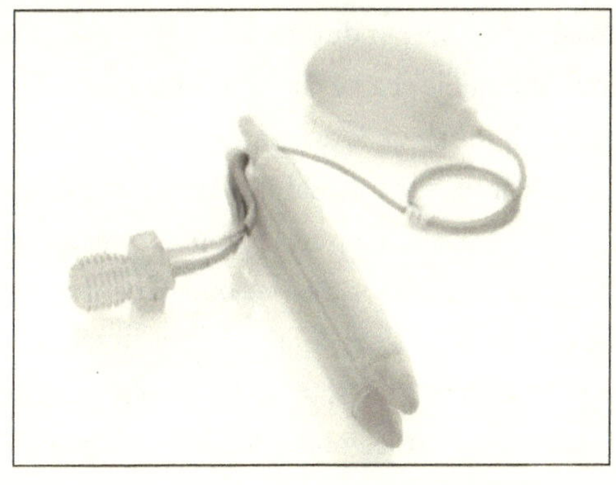

**prothèse pénienne AMS**
Photos avec l'aimable autorisation de Boston Scientific

Le Médecin de la Bite est l'un des principaux installateurs de la Prothèse pénienne AMS gonflable au Texas. Oui, il s'agit de toute une section sur la prothèse pénienne gonflable. Elle existe vraiment et elle fonctionne ! C'est l'étape suivante pour obtenir une érection lorsque les méthodes précédentes n'ont pas fonctionné.

Ma première rencontre avec le terme « prothèse pénienne gonflable » a eu lieu lorsque j'ai emmené le Médecin de la Bite chez moi pour une réunion avec mes cinq frères sans qu'il sache que j'allais le présenter à ma famille. Je n'ai pas parlé au Médecin de la Bite de cette rencontre car il est dans sa nature de tout préparer dans les moindres détails. J'ai pensé que ça serait mieux que ce soit une introduction informelle sans préparation. Je ne savais pas que mes cinq frères auraient un million de questions sur tout ce qui concerne le « pénis ». Après tout, c'étaient mes frères, et je n'avais jamais remarqué qu'ils possédaient un pénis jusqu'à ce que mon ami, le Médecin de la Bite, s'est présenté au dîner ce jour-là.

Au début, tout le monde était incroyablement chaleureux et amical et a pris mon nouvel ami soldat dans les bras. Je ne savais pas exactement ce qu'il faisait dans l'armée, car il ne parlait pas trop. Il m'a dit qu'il était urologue. Mais j'ai « compris » neurologue et je pensais qu'il parlait du cerveau.

Ce fut un après-midi tranquille et agréable pour tout le monde, et bien sûr l'intérêt pour l'homme que j'avais amené à dîner était très grand. Tout le monde a supposé qu'il fût le bon partenaire pour moi, et bientôt mon frère Dennis a posé la première question au Médecin de la Bite. « Alors, Henry, qu'est-ce que tu penses de l'armée ? » La réponse était évidente, car il était très fier du service qu'il a rendus à notre pays. Et puis la question suivante a été posée : « Et qu'est-ce que tu fais dans l'armée ? » Le Médecin de la Bite a dit : « Je suis urologue. » La réponse standard pour la plupart des gens est qu'ils sont sûrs d'avoir entendu « neurologue ». Ou bien ils ne sont pas habitués, ont peur ou ne veulent pas admettre qu'ils ont compris « urologue ».

Dennis s'est laissé expliquer la profession de son nouvel ami et lui a demandé ce que fait un urologue. C'était une question bouleversante sur la même table avec mes cinq frères.

Le Médecin de la Bite était plus qu'heureux de parler de ses préférences, qui étaient l'incontinence, les problèmes de prostate, les troubles du plancher pelvien, et bien sûr le fin du fin, la prothèse pénienne gonflable !

Le sujet a attiré la plus grande attention lorsque Dennis continuait à poser des questions. « Prothèse pénienne ? Comment fonctionnent-elles ? »

C'est donc maintenant la question à un million de dollars, et pour plusieurs raisons, car tout le monde veut savoir ce qu'est une prothèse pénienne gonflable. C'est l'assurance-vie masculine. C'est le plan C en cas d'échec des plans A et B. Le plan A est « l'effet d'une belle fille », le plan B est « le Viagra » et le plan C est l'appareil secret dont tout le monde veut savoir ce qu'il peut faire.

Commençons donc par la prothèse pénienne gonflable du point de vue d'une épouse. Tout a commencé un jour dans le garage, quand le Médecin de la Bite se préparait pour le travail et que je l'aidais à apporter ses affaires dans la voiture. Quand il a ouvert le coffre, j'ai été choqué de découvrir deux boîtes de pilules. Le contenu de l'un était du Viagra et l'autre du Cialis. J'ai également remarqué d'autres boîtes mystérieuses.

D'abord, je lui ai dit que deux boîtes de drogue dans le coffre de sa voiture lui attireraient de gros problèmes si la police l'arrêtait pour une raison quelconque. Le Médecin de la Bite a déclaré que s'il était arrêté et que le policier découvrait deux boîtes de médicaments contre le dysfonctionnement érectile, le Médecin de la Bite aurait immédiatement un nouveau meilleur ami. Je lui ai assuré que ce ne serait pas le cas si le policier était une femme !

Ensuite, j'ai dû poser des questions sur les autres boîtes, qui étaient très intimidantes et très tentantes en même temps. L'un d'eux était intitulé « prothèse pénienne AMS 700™ LGX », ce qui ressemblait à un film de James Bond. Il y avait deux autres boîtes à côté de l'autre et elles étaient étiquetées « prothèse pénienne AMS 700™ CX » et « prothèse pénienne AMS 700™ CXR ». Ma première pensée a été : « Oh là là, tu peux même choisir ton modèle préféré ! »

J'ai pris la boîte intéressante comme si c'était le joyau du Nil et j'ai demandé à mon mari : « Qu'est-ce que c'est ? » Mon mari a rapidement tendu sa main et m'a demandé de la rendre. « Fais bien attention ! Il s'agit d'une prothèse pénienne gonflable d'une valeur

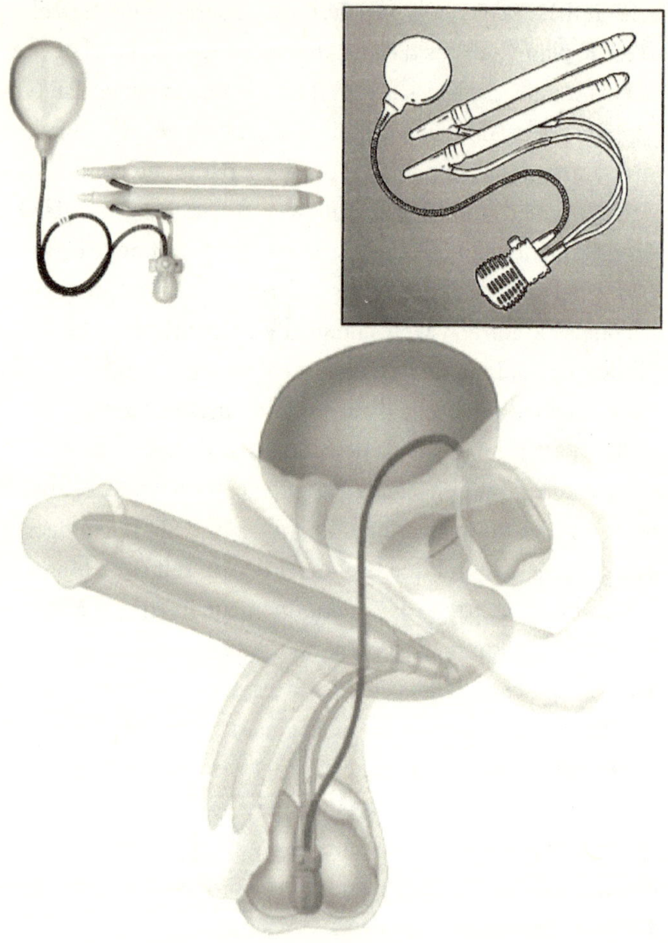

Photos avec l'aimable autorisation de Boston Scientific

d'environ 10.000 dollars. » Car je suis une femme curieuse et directe, je me suis demandé pourquoi il est si gros et comment il rentre dans le pénis d'un homme. Le Médecin de la Bite étend son index comme un pénis et commence à expliquer comment l'appareil s'insère dans le corps du pénis et est relié à une minuscule pompe à l'intérieur des testicules qui gonfle comme par magie le pénis à un merveilleux angle d'environ 180 degrés lorsqu'il est correctement inséré.

Et les autres deux boîtes portant des numéros de modèle différents ? Le Médecin de la Bite m'a expliqué que les trois modèles de prothèses péniennes gonflables sont destinés à des usages différents.

Eh bien, comme je ne suis pas médecin, mais juste l'épouse sexy du Médecin de la Bite, je pense que c'est le suivant que mon mari a dit à propos des objets dans son coffre...

La première boîte magique, la prothèse pénienne AMS 700 LGX, est le modèle le plus couramment utilisé. Il s'agit d'une unité gonflable en trois parties, le plus souvent utilisée pour les patients ayant un pénis de 20 cm ou moins. Eh bien, une question que tout le monde, moi y compris, ne cesse de poser est celle de la taille moyenne du pénis. Y a-t-il une réponse à cette vieille question familière ? Eh bien, dans le monde de l'urologie, où on utilise des dispositifs pour des conditions médicales comme les troubles de l'érection, ils existent vraiment ! La taille moyenne du pénis est d'environ 18 cm selon l'avis et l'expérience du Médecin de la Bite. Maintenant, avant que vous ne sortiez votre portable et que vous n'essayiez de convertir ce chiffre magique, laissez-moi vous aider. Il s'agirait d'une érection d'environ 7,08661 pouces. Tous ceux qui lisent ce livre sont probablement heureux et soulagés de savoir quelle est la taille moyenne des patients réguliers du Médecin de la Bite. Probablement tous les cabinets urologiques du monde peuvent le confirmer. Bon sang, vous pouvez le confirmer vous-même car les fabricants de prothèses péniennes ont investi des millions de dollars dans ces appareils et ils doivent savoir quelles tailles se vendent !

Autrefois, une prothèse ne faisait que vous donner de la rigidité, ou plus simplement « vous rendait dur ». La prothèse pénienne AMS 700 LGX est conçue pour vous donner non seulement la rigidité, mais aussi l'étirement et vous donner 1 à 2 centimètres de longueur en plus, tout en augmentant la circonférence à mesure que vous l'utilisez. Le réservoir dans cette conception de trois parties permet au chirurgien d'ajouter une solution saline, ce qui est fait pendant l'installation. La quantité de solution saline ajoutée est déterminée par votre urologue pour vous aider à obtenir une érection adéquate. J'ai demandé au Médecin de la Bite s'il était possible de mettre une solution saline supplémentaire dans le réservoir pour obtenir un plus gros pénis, et la réponse a été non.

La prothèse pénienne AMS 700™ CX est un choix plus approprié pour le pénis grand car elle permet une érection plus dure. On rajoute un peu plus de fluide dans le réservoir qui permet de pomper plus de fluide dans le cylindre et d'augmenter la circonférence pour obtenir l'érection souhaitée. Tout patient dont le pénis est plus grand que 20 cm choisirait ce modèle. Juste pour votre information : ce modèle est le moins utilisé.

La prothèse pénienne AMS 700™ CXR est conçue pour le petit pénis. Il ne s'agit pas d'un jugement, mais simplement d'une solution qui fait des merveilles et augmente la possibilité d'obtenir un maximum de résultats.

Après la découverte dans le coffre de mon mari, je suis devenue encore plus curieuse de savoir pourquoi il y avait tant de dispositifs différents et à quoi ils ressemblaient. Il m'a semblé que le pénis d'un homme était incroyablement fragile et je n'ai pas pensé que toutes les grandes choses que je pensais voir dans le coffre de mon mari étaient censées tenir dans un pénis. J'ai décidé de prendre l'initiative et, avec le temps, j'ai posé de nombreuses questions au Médecin de la Bite. Il m'a demandé pourquoi la prothèse pénienne m'intéressait tant et je lui ai assuré que je ne voulais pas faire de recommandations pour son pénis et que tout allait bien pour le moment. Ce que j'ai appris, c'est qu'il existe toute une série d'appareils qui peuvent aider à surmonter la plupart des handicaps physiques qui peuvent difficulter d'avoir une érection et/ou de la mantenir.

Comme mon mari Médecin de la Bite préfère travailler avec la prothèse pénienne de Boston Scientific, je me suis sentie plus à l'aise de contacter l'entreprise et de lui demander plus d'informations. Vous trouverez ci-dessous un certain nombre de prothèses péniennes de Boston Scientific et il semble qu'il y a une variété de solutions pour chaque homme. Comme vous le verrez, ces dispositifs sont de nature simple et offrent de nombreuses solutions possibles. L'objectif était de proposer des appareils pouvant être utilisés par des hommes ayant une dextérité manuelle (la version gonflable) et des appareils pour les hommes sans dextérité manuelle (semi-rigides). Les informations et les graphiques suivants sont avec l'aimable autorisation de Boston Scientific, qui a beaucoup soutenu mon projet de créer ce livre pour aider les gens à comprendre comment un urologue peut améliorer leur qualité de vie.

La gamme de produits de Boston Scientific AMS pour les prothèses péniennes comprend les prothèses implantables suivantes :

- Prothèse pénienne AMS 700™ CX avec MS Pump™ - pour le grand pénis
- Prothèse pénienne AMS 700™ CXR avec MS Pump™ - pour le petit pénis
- Prothèse pénienne AMS 700 LGX avec MS Pump™- le modèle le plus utilisé

Le réservoir stocke le fluide qui remplit et dilate le cylindre pénien. Le patient actionne la pompe pour gonfler ou dégonfler le système. Les cylindres sont gonflés en appuyant à plusieurs reprises sur la pompe qui délivre le liquide du réservoir. Il rend le pénis en érection.

Les cylindres sont vidés en appuyant sur le Bouton pendant 7 secondes. Le liquide est alors renvoyé dans le réservoir, ce qui rend le pénis flasque. Le pénis peut être relâché en appuyant sur le corps du pénis.

## PROTHÈSE PÉNIENNE GONFLABLE 2 PIÈCES AMS AMBICOR

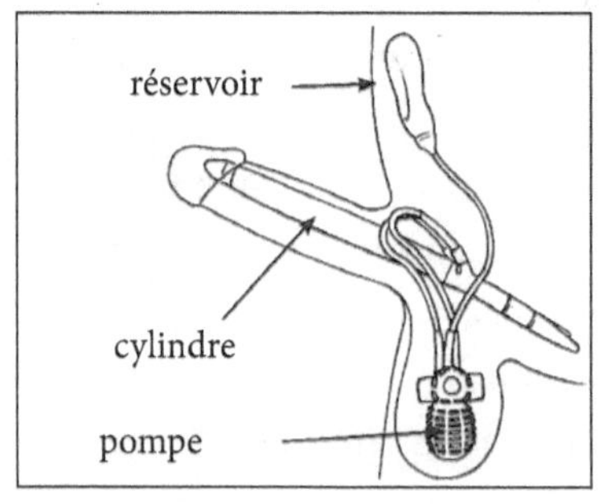


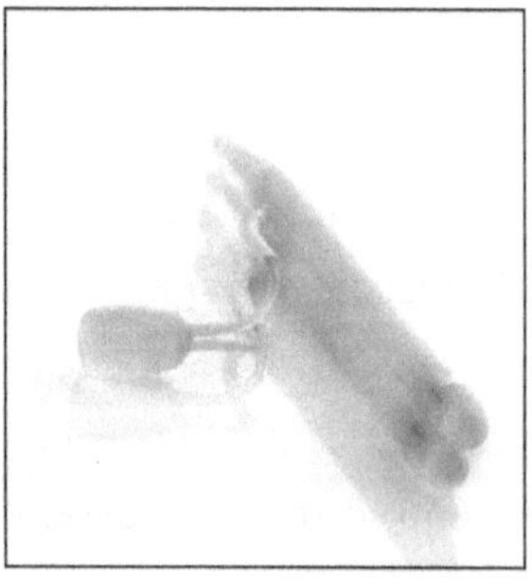

Photos avec l'aimable autorisation de Boston Scientific

Un autre modèle proposé par Boston Scientific est la prothèse pénienne gonflable 2 pièces AMS Ambicor. La prothèse pénienne AMS Ambicor™ est un système fermé, rempli de fluide, composé d'une paire de cylindres qui sont implantés dans le tissu érectile (le pénis) et d'une pompe qui est insérée dans le scrotum. Tous les composants sont reliés par des tuyaux résistants à la torsion. Le dispositif est prérempli de solution saline et livré préréglé. Les cylindres sont gonflés tandis que le liquide est pompé des réservoirs situés aux extrémités proximales des cylindres dans le corps principal du cylindre, créant ainsi une érection. L'air est libéré en courbant le pénis vers le bas, ce qui provoque le retour du fluide dans le réservoir et la remise en flaccidité du pénis.

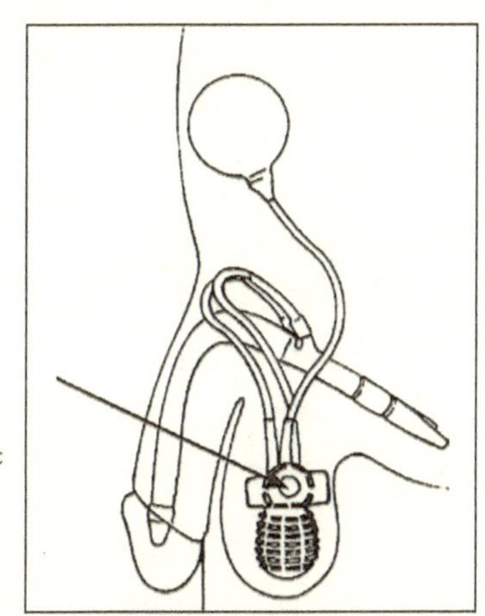


Photos avec l'aimable autorisation de Boston Scientific

Voici quelques graphiques qui montrent comment l'appareil peut être manipulé pour obtenir une érection ou revenir à un état flasque. Il a l'air assez simple et est également facile à utiliser.

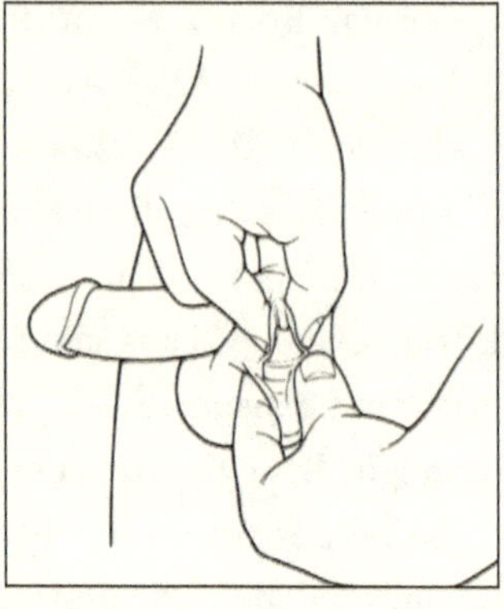

**Gonfler**

Photos avec l'aimable autorisation de Boston Scientific

Pour gonfler l'unité, il faut presser et relâcher le piston de la pompe plusieurs fois pour raidir les cylindres. Lorsque les cylindres sont complètement gonflés, le piston de la pompe devient dur et ne peut plus être comprimé.

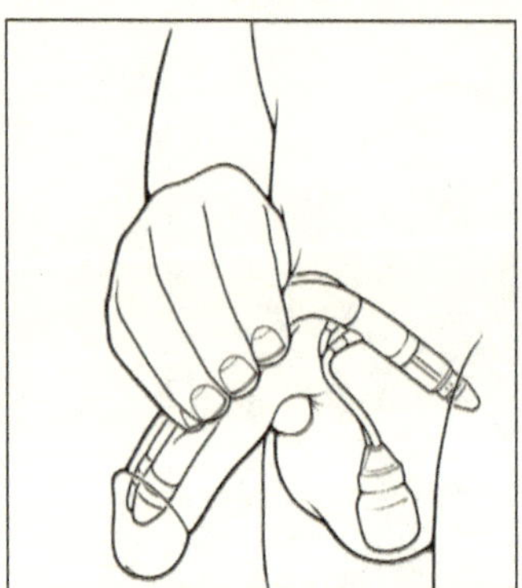

**Dégonfler**

Photos avec l'aimable autorisation de Boston Scientific

Pour dégonfler, le patient place son pouce sous le pénis qui serve comme base et ses doigts au-dessus. Avec les doigts de la même main ou de l'autre main, le patient doit plier son pénis vers le bas au-dessus du pouce en direction du scrotum à un angle de 55-65 degrés, en s'assurant que les deux cylindres sont fléchis. Les cylindres doivent être maintenus dans cette position pendant environ 6 à 12 secondes, puis relâchés. Cela ouvre les vannes qui permettent au liquide de retourner dans le réservoir et la pompe. Le patient peut également dégonfler l'appareil en pliant les cylindres vers le haut. Pour faire ça, il doit placer son pouce sur le pénis et suivre les mêmes instructions que ci-dessus.

- La prothèse pénienne Tactra™

## TACTRA™ PROTHÈSE PÉNIENNE MALLÉABLE

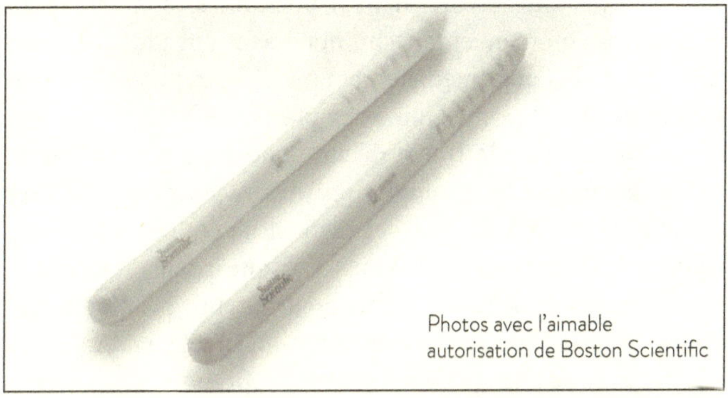

Photos avec l'aimable autorisation de Boston Scientific

Juste pour s'assurer que nous n'avons pas oublié aucun homme et son urgence médicale personnelle : j'ai été informé par le Médecin de la Bite qu'il existe un type de prothèse qu'il aime utiliser dans les situations de santé plus compliquées. Ce dispositif étonnamment simple bénéficie aux hommes qui souffrent de maladies telles que la maladie de Parkinson ou peut-être même de paralysie, qui limite la motricité fine. Si votre main tremble ou ne bouge pas comme vous le souhaitez, c'est l'option la plus facile d'une prothèse pénienne, qui vous permet de profiter des avantages d'un dispositif médical pour obtenir les érections souhaitées. La prothèse pénienne semi-rigide ou déformable est appelée Tactra™. La prothèse pénienne Tactra™ peut être facilement mise en place par le médecin et est conçue pour durer. Il offre aux patients à la fois une excellente rigidité et un camouflage fiable dans un appareil qui semble naturel.

Cette prothèse est toujours rigide afin que le patient n'ait pas à la déformer. Il est implanté et le pénis est toujours en érection. Cela a complètement éveillé ma curiosité et j'ai dû poser une autre question. Comment le patient met-il ses sous-vêtements ou sort dehors sans que son érection ne soit remarquée ? Le Médecin de la Bite a toujours une réponse toute prête. La prothèse pénienne semi-rigide est déformable, et vous pouvez facilement la faire pivoter dans la position souhaitée. J'ai dû m'arrêter un moment et réfléchir pour avoir une idée comment ça fonctionne. J'ai immédiatement pensé à des jouets flexibles, semblables à la figurine Gumby en plasticine.

Le Médecin de la Bite a déclaré que ses patients étaient très satisfaits des technologies proposées pour les prothèses péniennes et lui a dit que ces dispositifs étaient un moyen efficace de se remettre sur les rails. Lorsque la fête est terminée et qu'il est temps de remettre l'appareil dans une position moins visible, on peut le dégonfler facilement ou il peut être remis dans un état flasque afin que vous puissiez reprendre vos activités quotidiennes. Avec les appareils qui disposent d'une solution saline, vous pouvez même accélérer le processus de vidange en pressant le pénis et en repoussant la solution saline dans le réservoir. Cela peut sembler douloureux, mais ce n'est pas le cas et, avec la pratique, cela devient un mode de vie alternatif.

L'idée d'un réservoir dans le corps de l'homme comme composant de divers modèles de prothèses péniennes m'a amené à me demander combien de fois le réservoir devait être rempli en raison de l'évaporation de la solution saline. Selon la déclaration du Médecin de la Bite, il est évident que vous ne devez le faire qu'une seule fois et que cela durera environ 10 ans. On peut le comparer à un implant mammaire, dont le réservoir est en silicone, rempli de solution saline, et qui est très résistant. Nous avons tous une idée de ce que l'on peut changer avec les implants mammaires, alors maintenant vous pouvez simplement appliquer le même raisonnement à la prothèse pénienne. C'est ça qui rend ce livre si divertissant !

Après avoir réfléchi et compris que les prothèses péniennes sont similaires aux implants mammaires en raison de matériaux utilisés, j'avais une autre question à poser au Médecin de la Bite. La solution saline des réservoirs s'écoule-t-elle parfois ? Si oui, comment peut-on remarquer que le réservoir de la prothèse pénienne a une fuite, puisqu'il se trouve dans le corps ? La réponse est que c'est possible car des matériaux similaires à ceux utilisés pour les implants mammaires sont utilisés. Avec une prothèse pénienne, la fuite se situe souvent au niveau des tubes. C'est aussi facile à identifier qu'un implant mammaire plat, car si vous essayez de gonfler votre prothèse et que vous entendez « l'air » s'écouler, vous pouvez tout aussi bien citer l'astronaute Jim Lovell qui a dit : « Euh, Houston, nous avons un problème. »

On sait exactement quand elle est défectueuse et le moment est venu de consulter l'urologue, car la prothèse pénienne doit être retirée et remplacée. Avec cette situation malheureuse et ces coûts, je me suis demandé s'il y avait la même garantie sur ces dispositifs que sur un bon jeu de pneus. Oui, il y en a un ! Ces appareils ont une garantie d'un an. Mon conseil à tous les utilisateurs de ces excellents appareils est de les utiliser autant que possible au cours de la première année afin que tous les composants en vaillent la peine et aient le kilométrage approprié avant l'expiration de la garantie.

Lorsque le Médecin de la Bite fait fabriquer une prothèse gonflable pour ses patients, la première chose qu'on lui demande de faire est d'en fabriquer « une plus grande ». Tous ceux qui lisent ce livre veulent savoir si cela est possible. La société exige presque que le pénis d'un homme soit aussi grand que possible. Je n'ai jamais vraiment compris cette norme sociale avant de sortir avec un gars qui avait le plus petit pénis que j'ai jamais vu en dehors de mon temps de baby-sitter. J'ai tout de suite su que le pénis de l'enfant ne fonctionnerait pas, même s'il était intelligent. Mais c'est une autre histoire, alors nous ferions mieux de passer à autre chose.

Le Médecin de la Bite m'a ouvert les yeux en disant qu'il n'y a pas un seul homme qui est satisfait de sa taille. J'ai donc posé une autre question très importante. Tu agrandis leur pénis ? Le Médecin de la Bite a brillamment élaboré cette réponse pour tous ses patients en leur disant ceci : « Je ne peux vous donner que ce que Dieu vous a déjà donné. Je ne suis pas meilleur que lui. Je peux le faire fonctionner, mais votre taille reste la même, et je vous promets que cela fonctionnera. » Il m'a assuré que pas un seul patient n'a remis en question cette réponse, et que tout le monde était satisfait de sa réponse.

En tant qu'épouse, il me semble que la quintessence de cette discussion est le fait qu'une érection peut être obtenue. Mais je ne nie pas que la curiosité s'installe et je commence à me demander quelle taille il peut faire ce nouveau pénis ! Cela a soulevé une autre question pour le Médecin de la Bite. Quelle est la taille des prothèses ? Bien sûr, mon mari donne ces informations en format métrique. Mais j'ai demandé une description visuelle. Si vous deviez comparer la prothèse pénienne à une balle, serait-ce comme un calibre 50 ? Le Médecin de la Bite a déclaré qu'il n'était pas possible de comparer les prothèses péniennes avec les calibres de balles. Que sais-je des balles ? J'ai donc posé une autre question sur les patients les plus jeunes et les plus âgés sur lesquels il a utilisé ces appareils. J'étais curieuse parce-que je voulais voir quelle est la taille du filet que nous pouvons jeter afin que les hommes soient conscients qu'ils ont des options. Le plus jeune patient du Médecin de la Bite qui a obtenu une prothèse pénienne avait 30 ans et son plus vieux patient avait 90 ans. Les opérations ont été effectuées après que toutes les autorisations préopératoires aient été respectées. Les deux patients étaient très heureux.

Le Médecin de la Bite a informé que si un patient n'était pas capable d'avoir des relations sexuelles au début et pouvait ensuite en avoir à nouveau, alors il était l'homme le plus heureux de la planète. En tant qu'épouse et assistante du Médecin de la Bite, je peux vous assurer que ces appareils fonctionnent. Comment puis-je le savoir ? Tout d'abord, tous les propriétaires d'une prothèse pénienne semi-rigide ne sont pas capables d'utiliser leur arme correctement. Le Médecin de la Bite m'a assuré que cette capacité s'améliore avec la pratique. Nous pouvons nous asseoir dans n'importe quel restaurant de notre petite ville ou assister à n'importe quel événement en ville, et inévitablement un de ses patients se présentera et donnera à mon mari une grosse poignée de main dure, suivie d'une accolade et d'un énorme sourire. C'est alors que je dois me dépêcher de trouver autre chose, car la conversation est dirigée directement vers le pénis. Lorsque je ne peux pas m'échapper, je me concentre très intensément sur l'œuvre d'art dans la pièce pour détourner mon attention de l'utilisateur d'une prothèse pénienne. Dans notre cercle de connaissances, c'est un risque pour l'industrie lorsque nous sommes en public. Le patient continuera et racontera comment il a obtenu une érection. Ensuite, l'index sort et le patient montre souvent l'angle ou le degré d'érection obtenu avec un énorme sourire sur les lèvres. D'ailleurs, ils ne parlent jamais à mon mari en présence de leurs femmes. Je n'ai pas encore compris pourquoi. La femme est probablement aussi timide que moi, puisqu'elle est la cible visée par cette érection nouvellement acquise.

Eh bien, messieurs, vous n'êtes pas seuls dans cette affaire. Au fil des ans, le Médecin de la Bite a entendu tant d'histoires de milliers de patients, hommes et femmes, sur la façon dont les problèmes urologiques affectent les relations, tant positivement que négativement. Le Médecin de la Bite vous encouragera à voir immédiatement votre urologue et à lui demander de l'aide pour améliorer votre qualité de vie. Et cela inclut les hommes jeunes (et plus âgés) qui souffrent de diabète ou d'hypertension artérielle. Étonnamment, ces problèmes peuvent affecter votre vie sexuelle et vos relations, et vous devriez consulter immédiatement un urologue qualifié pour réduire la souffrance émotionnelle qui peut survenir.

# 9

# DIABÈTE ET DYSFONCTIONNEMENT ÉRECTILE

## *Se sentir bien et libre*

En tant qu'épouse du Médecin de la Bite, je voulais comprendre pourquoi le diabète peut affecter les érections. Le diabète n'est-il pas causé par des problèmes de sucre dans le sang ? Je n'ai pas réussi à faire le lien entre le taux de sucre dans le sang et les érections. Il est évident qu'il y a un lien entre les deux. Le diabète bloque les artères qui sont beaucoup plus petites dans le pénis. Par conséquent, le pénis est généralement la première partie du corps qui est affectée par la coupure du flux sanguin. Avec cette connaissance, il est plus facile de comprendre pourquoi cette catégorie d'homme a augmenté au fil du temps et est plus fréquente dans certaines populations de jeunes hommes chez qui le diabète a été diagnostiqué pendant l'enfance ou l'adolescence.

J'ai réalisé que pendant toutes mes années comme épouse du Médecin de la Bite, je n'avais jamais été approchée par une mère qui s'inquiétait du risque de dysfonctionnement érectile de son jeune fils. J'ai réalisé que les mères ne pensent généralement pas aussi loin. Si nous commencions à éduquer les parents sur les effets du régime alimentaire et de l'obésité et sur la manière dont ils peuvent affecter la vie de leur fils en termes de performances, cela attirerait certainement l'attention des pères. Et elle pourrait déclencher une vague suffisamment forte pour sensibiliser les adolescents au diabète et à son impact sur le fonctionnement sexuel à l'âge adulte.

Alors, parlons un peu des deux types de diabète. Le concept de glucose sanguin et d'hémodynamique permet de comprendre pourquoi le dysfonctionnement érectile arrive souvent chez les diabétiques. Il existe des diabètes de type 1 et de type 2. Les diabétiques de type 1 ont le plus grand risque d'impuissance, car elle s'accompagne souvent de complications telles que l'insuffisance rénale et les maladies cardiaques. Comme le diabète de type 1 commence à un jeune âge, ces hommes peuvent avoir une incidence plus élevée de dysfonctionnement érectile. En général, plus le patient souffre de diabète depuis longtemps, plus le risque de dysfonctionnement érectile est élevé. Il est encore plus fréquent que ces jeunes hommes diabétiques perdent leur partenaire à cause de ce problème et c'est ça qui les oblige à se faire soigner. Le diabète de type 1 est un problème de santé tragique pour les garçons qui sont devenus diabétiques pendant leur enfance ou leur adolescence. Les 25 ans d'expérience pratique du Médecin de la Bite montrent que ces jeunes peuvent devenir impuissants à l'âge de 20 ou 30 ans.

Lorsque ces jeunes patients ou hommes souffrant de dysfonctionnement érectile viennent le voir, ils ne comprennent souvent pas qu'un problème de santé peut en être la cause. La plupart des hommes se blâmeront eux-mêmes ou seront frustrés ou en colère de ne pas pouvoir fournir le service. Ils ne se rendent pas compte que les troubles de l'érection n'ont rien à voir avec eux, mais avec leurs antécédents médicaux. Le Médecin de la Bite insiste toujours sur l'importance de dire à son patient qu'il n'a jamais rencontré un homme diabétique qui n'ait pas eu de dysfonctionnement érectile. Selon les observations et les expériences du Médecin de la Bite, il n'y a rien qui puisse vous aider à un stade ultérieur, à part une prothèse pénienne gonflable. C'est une bonne solution pour une histoire de santé difficile.

Les diabétiques de type 2 ne sont pas non plus protégés contre les dysfonctionnements érectiles. Il semble que la durée du diabète soit cruciale pour l'apparition du dysfonctionnement érectile. Supposons que vous ayez 35 ans et que vous ayez maintenant développé un diabète de type 2. Vous avez peut-être déjà les premiers symptômes de dysfonctionnement érectile. En outre, le diabète et les troubles de l'érection chez les hommes plus jeunes sont des indications claires d'un éventuel problème cardiaque futur. Selon le Médecin de la Bite, il est très important que vous informiez votre médecin généraliste que vous souffrez déjà de dysfonctionnement érectile. Il peut ensuite vérifier votre taux de cholestérol et votre numération globulaire, vous donner les médicaments nécessaires et vous rappeler d'adopter un mode de vie plus sain. Demandez à votre médecin de famille de commencer à surveiller votre pression artérielle et votre cholestérol et suivez les instructions pour les maîtriser. Cette procédure peut réduire le risque de dysfonctionnement érectile, à condition que vous consultiez votre médecin régulièrement et que vous suiviez ses conseils.

10

# FAIT-IL FROID DEHORS OU BIEN SONT-ILS EN TRAIN DE DIMINUER ?

## *Les illusions ne sont que dans la tête*

Si ce n'est pas une chose, c'est donc une autre. Vous avez peut-être été affecté par un dysfonctionnement érectile dans une certaine mesure et soudain, toutes sortes de scénarios d'horreur se sont déroulés dans votre tête. Mais pendant que vous réfléchissiez, vous vous êtes soudainement senti fatigué et vous vous êtes demandé pourquoi cela arrive en plein jour. Ou pire encore, vous n'avez absolument aucune envie de sexe.

Il s'avère que vous pourriez être l'un des nombreux hommes qui souffrent d'une atrophie testiculaire ou, comme le Médecin de la Bite l'appellerait en fait, d'une « déficience en testostérone ». Ce sont les publicités récurrentes que vous voyez à la télévision où l'on le surnomme « Low T ». C'est une façon cool de dire que vous avez une libido diminuée. Selon le Médecin de la Bite, une épidémie nommée « Low T » s'est répandue chez les hommes. En moyenne, il examine 10 hommes par semaine qui viennent le voir parce qu'ils n'ont pas envie de faire l'amour. Cela s'applique aux hommes de plus de 30 ans.

Grâce à des publicités comme celle avec Frank Thomas, le célèbre joueur de baseball, qui partage son expérience avec un remède miracle naturel contre le trouble de l'excitation sexuelle, il semble que le grand public soit un peu plus informé sur le sujet.

Low T peut se produire au début de la trentaine, mais il est beaucoup plus probable qu'il se produise dans la cinquantaine. Lorsque vous serez prêt à écouter votre corps, il vous le signalera, et c'est l'occasion pour vous de faire quelque chose. En ce qui concerne les produits à base de testostérone, vous aurez la chance d'apprendre que vous pouvez bénéficier non seulement d'une érection qui peut porter votre valise, mais aussi d'un métabolisme amélioré, d'un cœur plus sain et d'un meilleur fonctionnement du cerveau. Vous serez aussi fort qu'un soldat sur le champ de bataille et prêt à affronter le monde. Cela semble trop beau pour être vrai, mais c'est le cas.

La Société Sexuelle Américaine d'Amérique du Nord et la Société Urologique Américaine recommandent des taux de testostérone entre 300 et 950, et il est recommandé de maintenir les taux de testostérone au niveau normal, 400 à 500 étant la valeur optimale. Cette valeur optimale augmente votre niveau d'énergie, résout vos problèmes métaboliques et augmente votre bien-être général. Il a été prouvé que la testostérone augmente la réflexion, la concentration, le bien-être et le bonheur.

Vous pouvez vous détendre un peu et arrêter de paniquer que vous pourriez avoir besoin d'une prothèse pénienne. Cependant, vous devrez consulter votre urologue afin que le médecin puisse vérifier votre taux de testostérone par une simple analyse de sang. Je sais que vous pensez que vous pouvez aller chez votre médecin généraliste et obtenir la même chose. Mais il ne faut pas oublier qu'un urologue est formé non seulement pour examiner les résultats de votre taux de testostérone, mais aussi pour poser des questions très précises afin d'écarter d'autres problèmes masculins. Je suis sûre que vous faites preuve d'imagination en ce moment et que vous imaginez quels pourraient être ces autres problèmes. C'est exactement la raison pour laquelle vous devriez consulter un urologue plutôt qu'un médecin de famille pour cette question particulière.

Low T présente plusieurs symptômes, qui peuvent être soit aussi subtils qu'un vieil homme grincheux, soit se manifester par un dysfonctionnement érectile. La testostérone est une hormone très importante pour les hommes, et lorsqu'elle est déséquilibrée, il n'est pas du tout amusant de se branler. En fait, un faible taux de testostérone peut même réduire la sensibilité du pénis et rendre encore plus difficile faire le tour d'honneur et obtenir l'orgasme désiré. Si vous vous demandez pourquoi vous n'éjaculez plus autant, Low T peut en être la raison. Ça fait du bien lorsque vous pouvez laisser votre sève, et ça confirme votre virilité et votre place dans la société. Si vous remarquez ces légers changements, vous pouvez vous détendre un peu, car le Médecin de la Bite existe pour une raison, à savoir réparer votre pénis.

En tant qu'épouse du Médecin de la Bite, j'ai entendu mon mari parler de ce sujet à satiété. Mais moi aussi, j'étais le destinateur du Low T et je me considère maintenant une épouse qui connaît l'endroit. Je peux confirmer la plupart des symptômes décrits par mon mari. Je suis presque sûre qu'il va me tuer quand il le découvrira, mais la raison de mon besoin exagéré de partager est que je veux que les lecteurs sachent que le Médecin de la Bite a été confronté aux mêmes problèmes qu'eux.

J'ai remarqué que le Médecin de la Bite était devenu un peu grognon et fatigué. J'ai également remarqué qu'il avait des difficultés à maintenir une érection. En tant qu'épouse sexy, j'étais sûre que d'un coup, j'étais moins attractive et cela avait eu un effet négatif sur notre vie sexuelle. Cela a duré un certain temps et a clairement laissé des traces dans notre mariage. Comme j'étais mariée au « Médecin de la Bite », je ne pouvais pas croire que nous avions ces problèmes. Cela ne devrait normalement arriver qu'à ses patients. Vous devez vous rappeler que je ne suis pas médecin, donc je ne savais pas quoi faire. Je n'ai même pas abordé la question. J'ai prétendu que mon mari était toujours l'homme le plus sexy du monde et j'ai essayé d'ignorer sa frustration et son stress. Je savais que mon mari avait la solution quelque part dans sa tête. Je comptais sur lui.

Le temps a passé et j'ai commencé à croire que c'était ses pilules pour la pression artérielle, car il a changé de médicament pour garder sa pression sous contrôle. Le temps a passé et soudain, j'ai entendu un nouveau bruit dans la salle de bains chaque matin. C'était un son mystérieux, comme s'il jouait avec un jouet tous les matins. J'ai vite appris que le Médecin de la Bite avait adopté une approche pharmaceutique pour son problème du Low T. Au fil du temps, ces deux étranges cliquetis chaque matin ont été les sons les plus forts que j'ai jamais entendus.

J'ai appris qu'il appliquait maintenant une version mélangée de la crème à la testostérone. J'ai remarqué de grands changements chez mon mari. La meilleure chose au début était le fait qu'il était moins grincheux. Un homme grincheux n'est pas du tout sexy. Si vous voulez faire l'amour, messieurs, vous ne pouvez pas être grincheux. Puis j'ai remarqué que le Médecin de la Bite avait plus d'énergie. Cette combinaison de ne pas être grincheux et d'avoir plus d'énergie nous a ramenés à un point où tout le reste était gérable et un peu plus agréable. Ensuite, alors que le cliquetis matinal continuait joyeusement, mon mari a regagné son pouvoir au lit et le mariage a été de nouveau agréable. Je savais qu'il se sentirait à nouveau bien parce qu'il se réveillerait le matin en se sentant comme un roi.

Je peux maintenant confirmer que le Low T, ou plus précisément « l'hypogonadisme », peut réduire et réduit effectivement de manière significative la qualité de vie des hommes et de leurs partenaires. J'ai vu comment le Médecin de la Bite a souffert. Heureusement, il était très bien éduqué et formé dans ce domaine et a trouvé une solution avant que cela cause d'autres problèmes chez lui.

En plus du mariage, Low T peut également avoir des effets négatifs sur l'emploi. En effet, il est difficile d'aller au travail tous les jours quand on est constamment fatigué et irrité.

Maintenant que vous connaissez la crème miracle à double cliquetis, il est bon de savoir qu'il existe d'autres alternatives dont vous pouvez parler à votre urologue. La testostérone peut être administrée à votre corps de différentes manières, notamment sous forme de crèmes, de patchs transdermiques, de gel topique, de comprimés, de granulés implantés ou d'injections. Il y a autant de médicaments sur ordonnance sur le marché qu'il n'y a plus de raison de souffrir. Chaque type de fournisseur de testostérone fonctionne et est choisi principalement en raison de la couverture d'assurance. Et chaque méthode a ses avantages et ses inconvénients, mais la seule chose qui compte vraiment est la façon dont vous la dosez. Il est nécessaire de vérifier vos taux de testostérone au cours du premier mois pour voir s'ils se sont normalisés et d'ajuster la dose en conséquence. Après cela, il suffit de se faire examiner par un médecin tous les six mois. C'est obligatoire !

Ces rendez-vous de suivi sont très importants car la thérapie de remplacement de la testostérone peut avoir des effets secondaires. Si vous faites contrôler vos taux tous les six mois, l'urologue peut également vérifier votre APS (antigène prostatique spécifique), votre volume sanguin et votre taux de testostérone pour s'assurer que tout va bien.

Comme je suis mariée au Médecin de la Bite, mon père a eu la chance de recevoir d'excellents soins médicaux concernant son Low T. Mon mari a examiné mon père et a conclu qu'il était épuisé et mentalement embrumé à cause de son Low T. Le Médecin de la Bite avait raison : la testostérone de mon père était de 178, ce qui expliquait tout.

Mon père a immédiatement commencé à utiliser la crème miracle à double cliquetis et en un mois, il a été ressuscité. Il est revenu pour faire une analyse de sang et a obtenu un score parfait de 325, et le Médecin de la Bite a renvoyé mon père chez lui pour qu'il continue à jouer au golf et à vivre avec ma mère. Environ cinq mois plus tard, ma mère m'a dit que mon père était très hargneux et grincheux, et elle se demandait s'il était fou ou s'il avait des légères attaques cérébrales. Je me demandais la même chose. Mon père est l'homme le plus gentil du monde. C'est un Irlandais très heureux et plein d'entrain qui n'a que des choses agréables à dire à tout le monde. Ce nouveau comportement excentrique ne lui ressemblait pas.

Un jour, notre merveilleux jardinier Moïse était chez mon père pour faire son travail habituel. Moïse aimait mes parents et prenait soin d'eux et de leur beau jardin. En ce jour inhabituel, Moïse m'a appelé et a eu l'air assez désespéré au téléphone. Il m'a dit qu'il était sûr que mon père avait eu une attaque cérébrale. Je lui ai demandé comment il est arrivé à cette conclusion. Moïse m'a dit que peu après avoir balayé le trottoir devant la maison, mon père est sorti par la porte d'entrée et a grogné contre Moïse, qu'il avait raté un morceau de « papier de merde » et qu'il devait « amasser cette merde ». Ce n'est pas du tout comme ça que mon père se comporte habituellement. Quand Moïse m'a dit cela, moi aussi j'étais sûre que mon père avait eu une légère attaque cérébrale. J'ai appelé mon mari immédiatement et lui ai dit ce qui se passait. Mon mari s'est mis à rire. Je lui ai demandé pourquoi c'était si drôle. Il m'a dit d'emmener mon père à son cabinet pour qu'il puisse vérifier son taux de testostérone par une rapide analyse de sang. Le taux de testostérone de mon père était de 1.028 ! Oh la vache !

J'ai demandé au Médecin de la Bite ce qu'il avait fait à mon père et pourquoi ses taux étaient si élevés. Il m'a dit qu'un petit pourcentage de patients surabsorbent la testostérone. Il s'avère que notre famille est « toxicomane » et que nous sommes plus sujets aux overdoses que la personne moyenne. Nous n'utilisons donc qu'environ un quart de la dose d'une personne moyenne. Mon père a été privé de testostérone pendant environ deux semaines et son dosage a été réajusté. Mon père a maintenant 91 ans, il continue d'utiliser la crème miracle à double cliquetis et il frappe encore 18 balles de golf quatre jours par semaine.

11

# LA PROSTATE, ÉGALEMENT CONNUE COMME « LE TRICHEUR »

## *La force est une vertu sous-estimée*

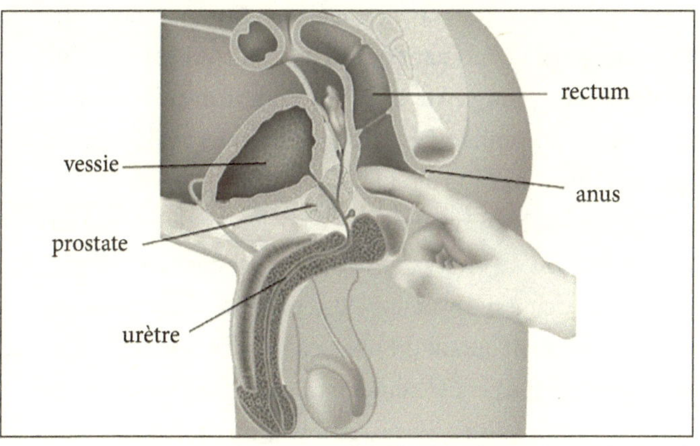


https://www.myprostatecancercoach.org/-/media/MPCC/DRE png?h=404&w=500&la=en-US

REFERENCE

Oncotype DX®`is a registered trademark of Genomic Health, Inc.

La prostate est un sujet intéressant, et bien que la plupart des hommes sourient ou rient aux blagues sur « le pipi », ils ont une certaine peur dont ils ne veulent parler avec personne. Selon le Médecin de la Bite, le patient masculin cesse de rire lorsqu'il entre dans son cabinet et la dernière chose qu'il veut entendre est une blague sur le pipi. Il ne s'agit pas d'une visite volontaire et la dernière chose dont il veut parler est sa prostate.

La plupart des gens ne savent pas à quoi sert réellement la prostate et comment elle peut affecter la capacité d'un homme à faire pipi. La prostate est une glande de la taille d'une noix, située à la base de la vessie d'un homme. Elle entoure l'urètre, qui agit comme un tube reliant la vessie au méat urinaire, de sorte que l'urine puisse s'écouler sans problème. Le principal objectif de la prostate est de produire un fluide qui transporte les spermatozoïdes de l'homme pendant l'éjaculation, assurant ainsi une éjaculation parfaite à chaque fois. Imaginez maintenant que la prostate qui entoure l'urètre est de plus en plus grosse et qu'elle comprime essentiellement l'urètre. Faire pipi devient difficile et vous réalisez qu'il est temps d'aller chez l'urologue.

Lorsqu'un homme arrive à ce stade, il a tellement de mal à faire pipi ou à vider sa vessie qu'il est convaincu que cela doit être le début d'un cancer de la prostate. C'est pourquoi les hommes mettent autant du temps à prendre rendez-vous avec un urologue. Il n'est pas seulement embarrassant et humiliant de décrire que faire pipi ressemble à un saut de pierres à la surface du lac ou que vous avez le sentiment que vider la vessie est impossible. Derrière tout ce discours, le cancer de la prostate pourrait être découvert.

Maintenant, pour commencer cette conversation sur tout ce qui concerne la « prostate », je voudrais vous indiquer qui je vais appeler « le tricheur ». J'ai choisi ce nom parce que le Médecin de la Bite a dit qu'il n'y avait AUCUN signe de cancer de la prostate, sauf s'il est déjà à un stade avancé. Vous me comprenez ? Aucun signe de cancer de la prostate à un stade précoce. Et, si vous n'avez consulté l'urologue qu'après une perte de poids ou des douleurs osseuses, il est probablement déjà trop tard.

Cette partie de l'anatomie, de la taille d'une noix, présente dans le corps de l'homme est un véritable tricheur. Je la comparerais à une femme qui est imprévisible. Un moment, c'est elle qui vous confirme que vous êtes toujours le meilleur, puis elle vous trahit et part avec la moitié de vos affaires. Vous ne l'avez même pas prévu. Il vous arrive comme le poing droit d'un champion de la catégorie des poids lourds.

Les symptômes d'une infection urinaire peuvent être l'un des tout derniers indicateurs du cancer de la prostate. C'est aussi le moment où la plupart des hommes prennent enfin ce rendez-vous. La méthode classique de détermination du cancer de la prostate consiste à examiner un antigène prostatique spécifique, ou APS, de manière isolée. Une simple prise de sang reste une partie très importante de l'examen urologique, même si vous ne pouvez pas vous fier uniquement à elle pour mettre en évidence les problèmes. Désolé de vous annoncer la nouvelle à tous. Si le simple test sanguin donne de bons résultats, il doit également être complété par le fameux examen rectal numérique. Selon le Médecin de la Bite, un examen rectal numérique combiné avec l'APS est un bon moyen pour confirmer ou nier la présence d'un cancer de la prostate. Mais n'attendez pas trop pour l'instant. N'oubliez pas que nous avons affaire à un tricheur. Ce tricheur de la taille d'une noix peut passer inaperçu même avec un APS normal et un examen rectal numérique ! En effet, l' APS est une protéine produite par les cellules bénins et malignes de la prostate.

A ce stade, tout le monde dirait : « Vous vous moquez de moi ?! »

12

# LES 3 TYPES DE CANCER DE LA PROSTATE LES PLUS COURANTS, POUR SIMPLIFIER LES CHOSES

## *Essayer de comprendre est déjà un début*

Il existe essentiellement 3 types de cancer de la prostate qui sont considérés comme des directives générales. Comme il ne s'agit pas d'un livre médical, nous ne vous submergerons pas de « termes médicaux ». Après que mon mari m'a passé ses connaissances sur les différents types de cancer de la prostate, j'ai décidé de simplifier les choses et de généraliser le sujet de manière à ce que les gens comme moi et vous puissiez le comprendre. Après plusieurs séances et crêpes à l'IHOP, il m'a semblé entendre le Médecin de la Bite dire qu'il y a généralement trois méchants ou types de cancer à traiter lorsque la prostate, également connue sous le nom de « le tricheur », décide de faire des problèmes.

**Les trois types généraux sont les suivants :**

1. « Bien différencié », qui est considéré comme inférieur et est très probablement moins agressif et a tendance à croître ou à se propager très lentement. On le retrouve souvent chez les personnes âgées.

2. « Moyennement différencié », qui présente les caractéristiques d'un type bien ou peu différencié. Cela dépendra de laquelle de ces deux caractéristiques est prédominante dans la tumeur. Ainsi, on peut avoir une tumeur moyennement différenciée qui se développe soit lentement, soit rapidement.
3. « Peu différencié » est juste méchant. C'est celle que tout homme craint à juste titre. Dieu merci, c'est aussi le type de cancer de la prostate le moins fréquent.

Si le cancer est peu différencié, il y a une chance qu'aucun symptôme ne se manifeste et que votre taux d'APS soit normal. Mais il peut terminer dans un des pires cancers de la prostate. La raison pour laquelle il produit du APS est que le tissu ressemble au cancer de la prostate mais est présent en plus grande quantité parce qu'il se multiplie plus rapidement et produit plus de APS. C'est donc atypique. Dans ce type, le cancer est si grave qu'il ne ressemble plus à une prostate et la cellule est si indifférenciée qu'elle se développe comme un feu de forêt. Il ne produit pas de APS et n'a pas les caractéristiques d'une prostate. Les gens pensent donc qu'ils n'ont pas de cancer de la prostate parce que leur APS est normale. Le tricheur attaque à nouveau. C'est pourquoi un examen rectal numérique est indispensable en plus du APS.

J'ai un très bon ami que nous appellerons Mike pour des raisons de confidentialité. C'est un homme intelligent et très engagé dans sa communauté pour faire du monde un endroit meilleur chaque jour. Mike est un homme modeste et un macho tranquille qui n'aurait jamais le courage d'aller chez son urologue, et encore moins de se faire examiner par un médecin. Les années ont passé et en vieillissant, Mike ne s'est plus laissé dire ce qu'il fallait faire ou ne pas faire. Au début, il a pensé qu'aller chez un urologue était une chose embarrassante à faire. À l'approche de ses 65 ans, il a commencé à se plaindre, comme tout autre homme de son âge, d'énormes problèmes lorsqu'il faisait pipi.

Lors de la première visite de Mike pour savoir pourquoi il avait du mal à faire pipi, le médecin a voulu profiter de l'occasion pour vérifier son taux de APS. Ce test sanguin rapide a montré que le niveau de APS de Mike était de 3, ce qui était considéré comme normal. La fourchette pour un niveau normal de APS est de 0 à 4 et au fur et à mesure que le traitement progresse, le médecin a expliqué à Mike l'importance d'un examen rectal numérique et que celui-ci doit être la norme pour chaque homme de son âge. En plus, le Médecin de la Bite ne voulait pas laisser partir Mike sans qu'il comprenne les risques encourus si on ne le fait pas.

Je suis sûre que vous pouvez déjà deviner comment l'histoire s'est terminée. L'examen rectal numérique a montré une prostate dure comme une pierre, ce qui a justifié la difficulté de Mike à faire pipi. Le médecin a expliqué qu'il était important de programmer une biopsie de la prostate pour découvrir pourquoi la prostate était si dure. Parfois, il s'agit simplement d'une prostate dure et rien d'autre, et aucune autre action n'est nécessaire. Mais parfois, une prostate dure comme une pierre peut être un cancer.

Lorsque les résultats sont revenus du laboratoire environ une semaine plus tard, ils ont montré que Mike avait effectivement un cancer de la prostate. Le tricheur a attaqué à nouveau. Selon le Médecin de la Bite, elle peut survenir chez 20% des patients.

Toutefois, la taille de la prostate n'est pas un indice de cancer. Une prostate normale pèse environ 25 grammes. Il existe des patients qui ont une prostate pesant jusqu'à 300 grammes sans aucun symptôme et qui sont sains. Faites le calcul. Il y a beaucoup de noix là-dedans. Bien sûr, en tant qu'épouse du Médecin de la Bite, je devais me demander comment le gros truc allait s'y intégrer ? Le Médecin de la Bite m'a assuré qu'il conviendrait à ce patient en particulier. Et bien sûr, il y a la possibilité de faire déterminer la taille de votre prostate par votre urologue à l'aide d'un examen échographique.

Voici donc la véritable raison pourquoi le tricheur est un problème. Il fait honneur à son sobriquet que je lui ai donné. La prostate peut être de taille normale et en même temps être pleine de cellules cancéreuses, associées à une terrible douleur. Ou encore, vous pouvez avoir une petite prostate sans cancer et ressentir une douleur terrible. Ou bien vous avez une prostate qui pèse 300 grammes, qui ne cause aucun problème et vous n'avez pas de cancer de la prostate. Comme souvent et dans ce cas également, la taille n'a pas d'importance. Le tricheur peut avoir toutes les formes et toutes les tailles et peut être soit un bon, soit un mauvais gars sans symptômes ni indicateurs de son statut.

À ce stade, vous devriez connaître le numéro de téléphone de votre urologue local.

Lorsqu'il s'agit de cancer de la prostate, il n'y a pas deux patients identiques. Il existe plusieurs façons de traiter le cancer de la prostate. Vous devriez en parler avec votre urologue. Les traitements tels que la radiothérapie, qui est proposée sous forme de radiothérapie externe et de curiethérapie, peuvent éviter la chirurgie. Si une opération est nécessaire, il y a deux façons d'enlever la prostate, soit en l'ouvrant, soit en utilisant un robot. C'est exactement pour cela que vous devez être votre propre détective et utiliser tous les moyens à votre disposition pour rester en bonne santé. Il ne faut pas attendre que le cancer de la prostate se soit métastasé ou se soit propagé dans tout l'organisme. Vous avez le choix de lutter contre cette maladie si vous agissez suffisamment tôt. Selon le stade du cancer, le niveau de APS et la quantité de cancer, combinés à l'âge, on a le choix d'une chirurgie « optimale » du cancer de la prostate. Une radiothérapie ou une prostatectomie peuvent être appliquées et l'urologue examinera avec vous toutes les options qui sont les mieux adaptées à votre situation.

Vous savez maintenant pourquoi j'appelle cet organe compliqué le tricheur. Quand je dis prostate, tout homme entendra « cancer ». Le cancer de l'organe le plus persistant chez l'homme est le cancer de la prostate. La prostate a un rôle simple dans l'anatomie humaine, à savoir la production de la partie liquide de l'éjaculat ainsi que des vésicules séminales qui sécrètent un fluide en partie constitué de sperme. Le tricheur est comme l'homme à la mallette pleine de diamants, car il stocke le sperme éjaculé et sème la graine pour toute une vie ! L'ablation de la prostate est difficile tant sur le plan émotionnel que physique car ça a pour conséquence l'infertilité. Mais vous pouvez toujours avoir un orgasme, donc la fête n'est pas tout à fait terminée. Hallelujah !

J'avais encore une question pour le Médecin de la Bite, et c'était juste par curiosité. Je voulais connaître l'âge minimum et maximum des hommes qu'il devait faire enlever la prostate. Le plus jeune qu'il ait opéré avait 38 ans. Cela m'a brisé le cœur. Apparemment, il avait un cancer de la prostate dans sa famille. Le plus âgé avait 76 ans.

L'âge moyen auquel le cancer de la prostate se déclare est de 60 ans. Elle peut aussi commencer plus tôt, selon l'histoire de la famille, ou bien vous n'avez pas de la chance. Lorsqu'il s'agit de la prostate, la clé du succès réside dans des visites régulières chez votre urologue afin d'augmenter vos chances de surmonter cette terrible maladie.

Maintenant, après avoir rassemblé toutes ces informations, j'ai dû interroger le Médecin de la Bite sur la recherche et l'état de la recherche sur le cancer de la prostate. Je voulais savoir si quelque chose était déjà sorti dans la recherche de remèdes pour cette terrible maladie. Si l'analyse sanguine, les symptômes et l'examen rectal numérique ne peuvent fournir aucune indication de cancer de la prostate, que fait-on pour minimiser ce risque pour la santé ? Le Médecin de la Bite a dit que la science étudie certaines approches pour résoudre ce problème et que des centaines de millions de dollars sont dépensés dans l'espoir de pouvoir identifier cette maladie à un stade précoce.

Le test de l'APS libre est l'une des dernières approches de détection du cancer de la prostate, qui est l'une des plus difficiles mais qui fournit également de nombreux diagnostics faux négatifs. Il existe une autre méthode appelée « APS slew rate », qui examine le taux d'accroissement de l'APS et qui est effectuée environ tous les six mois. On mesure le taux d'augmentation du APS, qui est essentiellement la division du APS par le volume de la prothèse ou la taille de la prostate. Cela donne un certain espoir pour le diagnostic du cancer. Il existe également un APS « supersensible » qui a plus de chances de détecter le cancer. Il n'y a pas encore de preuve concrète qu'il fonctionne réellement et il n'est pas encore disponible pour tout le monde. Il existe un test d'urine appelé PCA3, qui est également disponible mais pas encore largement utilisé. Vous pouvez demander à votre urologue quel est le test le plus approprié pour vous.

Il y a deux causes communes à l'élévation artificielle du taux de APS. La première est la prostatite, dans laquelle l'inflammation de la prostate provoque une fuite de APS et produit des niveaux élevés de APS. La deuxième raison d'un taux d'APS artificiellement élevé est que le patient fait un test d'APS dans les 30 jours suivant une prostatite, une sonde urinaire ou une coloscopie. Ils peuvent être à l'origine d'un taux anormal de APS. Cependant, une orientation vers un urologue pour ces raisons ne justifie pas une biopsie de la prostate. Il est conseillé d'attendre 30 jours pour permettre au niveau APS de revenir au niveau initial. S'il est toujours élevé après 30 jours, c'est un motif de préoccupation. Si elle est normale, aucun autre examen n'est nécessaire.

La prostatite est une simple infection de la prostate et est souvent traitée par un antibiotique pendant quatre semaines. Cependant, cette condition aggravée peut causer à l'homme un grand inconfort et une gêne en lui faisant uriner constamment tout en se demandant s'il a un cancer de la prostate.

N'oubliez pas que le tricheur peut être symptomatique ou, comme Harry Potter sous sa cape d'invisibilité, sans symptôme. Vous ne savez tout simplement pas à quoi vous avez affaire et vous devriez donc permettre à l'urologue de faire régulièrement un test APS et un examen rectal numérique.

13

# CE N'EST PAS VRAI, LES HOMMES GOUTTENT AUSSI ?

## *Faire face à la réalité*

Ainsi, messieurs, les dames ont décidé de vous donner les mêmes droits lorsqu'il s'agit de faire pipi dans votre pantalon. Je parie que vous ne l'avez pas vu venir ! Apparement, le tricheur du dernier chapitre n'a pas encore terminé. La prostate continue de causer des problèmes qui peuvent éventuellement conduire à l'incontinence. Pour tous les hommes qui approchent l'âge de 60 ans ou qui ont la chance de l'avoir dépassée : ce chapitre est dédié à vous.

La question de l'incontinence est facile à comprendre si vous vous trouvez dans un endroit très fréquenté comme un aéroport et que vous observez les gens pendant que vous attendez votre vol de correspondance. Vous êtes assis et regardez la circulation autour des toilettes publiques masculins. Vous constaterez que les hommes âgés qui vont aux toilettes commencent souvent à marcher plus vite lorsqu'ils s'approchent de la porte des toilettes. Mais ils essaient de le faire de manière à ce que personne ne remarque que leurs pas sont plus grands et un peu plus rapides.

Cette observation est la raison pour laquelle j'ai décidé d'écrire ce chapitre.

Normalement, le problème d'incontinence ou de fuite commence lorsqu'un homme se lève et que la gravité prend le dessus. Je remarque cela chez mon père, qui a 91 ans et mérite une médaille d'honneur pour être arrivé jusqu'ici. Quand il se lèvera, il commencera à faire autre chose et j'essaierai à parler avec lui quand il passera devant moi. Il m'interrompt poliment et me dit que la gravité a priorité et que notre conversation doit attendre parce qu'il doit répondre au dieu de la porcelaine, aussi appelé « la toilette ».

L'incontinence n'est qu'un symptôme et ne peut être qu'une des nombreuses causes pourquoi on goutte. Il en existe deux types principaux : le stress et l'envie. L'incontinence par impériosité peut être due à une vessie hyperactive, au choix du mode de vie, à l'âge et à l'absence de procédures urologiques qui endommagent l'installation sanitaire. L'incontinence d'effort est généralement le résultat d'une intervention urologique, telle qu'une opération de la prostate, et ne peut être contrôlée.

L'incontinence par impériosité se manifeste lorsque vous ressentez le besoin de faire pipi sur place et souvent, le matin, le midi et le soir. Dans cette optique, l'emploi du temps quotidien d'un homme tourne autour de toutes les salles de bain disponibles qui doivent être rapidement accessibles lorsqu'il est pressé. Ce comportement a été décrit par le Médecin de la Bite comme la cartographie des toilettes. Il n'est pas rare qu'un homme fait pipi dans son pantalon s'il n'arrive pas à temps aux toilettes.

Les causes possibles de l'incontinence par impériosité peuvent être attribuées à divers problèmes de santé tels que des infections, une prostate élargie, l'incapacité à vider complètement la vessie, ou même des problèmes au niveau de l'urètre qui bloquent le méat urétral de sorte que l'urine ne peut pas s'écouler correctement. N'oublions pas la vessie hyperactive (VHA). L'âge est une autre cause possible d'incontinence par impériosité. Une fois que vous avez franchi le seuil magique des 60 ans, il y a de fortes chances que vous gouttez quelque part. Une autre raison possible de l'incontinence par impériosité peut également être le stress psychologique et une mauvaise alimentation. C'est tout ce que vous devez prendre en compte si vous ressentez constamment l'envie d'aller aux toilettes tous les jours. Tant l'incontinence par impériosité que l'incontinence d'effort restreignent la qualité de vie !

L'incontinence d'effort est un développement de l'incontinence par impériosité et peut restreindre la qualité de vie encore plus que l'incontinence par impériosité. L'incontinence d'effort est plus fréquente chez les femmes, mais elle peut également survenir chez les hommes et n'est pas contrôlable. L'installation sanitaire fuit si vous faites quelconque effort physique. Un homme peut faire pipi dans son pantalon chaque fois qu'il éternue, tousse, rit, se tient debout ou même soulève, pousse ou tire. Ces activités humaines, qui font partie de la vie quotidienne, font qu'il est presque impossible de profiter d'une journée calme et détendue ou en compagnie de vos potes. Goutter n'est pas seulement ennuyeux, mais ce n'est pas sexy non plus. Soyez gentil avec vos femmes qui souffrent de cette maladie. Il y en a beaucoup.

La principale cause de l'incontinence d'effort chez l'homme est l'ablation de la prostate à la suite d'un cancer. Il existe d'autres types de chirurgie urogénitale qui peuvent provoquer une incontinence d'effort. Il s'agit de tout type d'opération sur l'installation sanitaire masculine. Si un urologue doit commencer à bricoler des choses en bas, il y a un risque que vous commencez à goutter.

Il existe des options de traitement pour l'incontinence par impériosité et l'incontinence d'effort. Bien que le sujet semble assez ennuyeux, et il l'est vraiment, il existe de grandes solutions pour les hommes. En cas d'incontinence par impériosité, vous irez probablement chez l'urologue lorsque vous ne supportez plus. Parce que l'incontinence par impériosité est le monstre qui ne vous laisse jamais dormir. C'est parce que ce problème existe 24 heures sur 24. Les tuyaux n'arrêtent pas de couler juste parce que vous essayez de dormir. Si vous souffrez d'incontinence d'effort, vous dormirez, mais dès que vous vous réveillez et que vous allez aux toilettes, vous laisserez très probablement une trace d'urine sur le sol sans même la remarquer. Les deux formes d'incontinence force les hommes aller aux toilettes plusieurs fois.

La bonne nouvelle pour l'incontinence masculine est qu'il existe aujourd'hui différentes solutions pour différents types et degrés d'incontinence. Ces solutions vont du régime alimentaire à la rééducation de la vessie, en passant par les exercices du plancher pelvien, les couches, les médicaments et même la chirurgie. Un bon urologue travaillera avec vous pour éliminer vos problèmes d'incontinence en fonction de vos antécédents médicaux et de votre état de santé.

Sans parler de la raison pour laquelle vous ressentez constamment l'envie d'aller aux toilettes ou d'une autre sorte de fuite : il est temps d'aller chez l'urologue et de résoudre enfin ce problème ! Il n'y a plus de raison pour que vous soyez déprimé et que vous vous sentiez seul. Un bon urologue vous propose toute une gamme de traitements pour vous aider dans cette situation extrêmement difficile, qui touche près de 6 millions d'hommes rien qu'aux États-Unis.[1] Sois donc de nouveau l'homme courageux que tu étais, et fais quelque chose contre ta fuite. Ce sont de bonnes solutions et des millions d'hommes bénéficient déjà de ces traitements. Obtenez l'aide dont vous avez besoin pour enfin dormir ou pour ne plus laisser de traces d'urine sur le sol. Retournez auprès de votre famille et de vos amis.

---

1 About Incontinence—Contributing Factors—Prostate Problems in Men. The Simon Foundation for Continence. http://www.simonfoundation.org/about_incontinence_contributing_factors_prostate.html. Accès, le 13 septembre 2016.

14

# EXTENSEUR DE PÉNIS. IL FONCTIONNE !

*Faites de votre mieux et tenez-vous droit*

L'année dernière, le Médecin de la Bite et moi-même avons participé à la réunion annuelle de la Société nord-américaine de médecine sexuelle à Nashville, Tennessee. Comme d'habitude, nous sommes arrivés à l'hôtel et nous sommes enregistrés pour rejoindre notre chambre après une longue journée de voyage. Moins de 15 minutes après notre arrivée, on a frappé à la porte. J'ai arrêté de défaire ma valise pour ouvrir la porte et j'ai été accueilli par un des grooms. Il m'a regardé comme s'il voulait me tuer et m'a rapidement donné une sorte de prospectus. Quand j'ai regardé en bas pour voir ce que c'était, je l'ai retourné et j'ai vu que c'était un prospectus d'un concombre courbé avec une inscription et une « bosse ». J'ai levé les yeux pour demander au groom ce que c'était, mais j'ai remarqué qu'il était déjà parti. J'ai regardé à nouveau le prospectus et j'ai vu qu'il promouvait la santé du pénis et attirait l'attention sur un problème courant, la maladie de la Peyronie.

Pas étonnant que le groom soit parti à la hâte. Après tout, il est assez désagréable de devoir tenir un concombre courbé avec une bosse dans la main, à moins que vous participiez à la conférence annuelle de la Société nord-américaine de médecine sexuelle, où ces problèmes sont résolus.

Lorsque vous entendez le terme d'extenseur de pénis, vous imaginez ces dispositifs de torture utilisés au Moyen-Âge, où vous placez quelqu'un sur un banc d'étirement et tirez ses bras et ses jambes dans différentes directions pour le forcer à coopérer. L'extenseur de pénis n'est rien d'autre que « le support ». Il est utilisé pour traiter la maladie de la Peyronie, où le patient souffre d'une courbure du pénis avec une bosse pendant l'érection. Cette courbure ne peut se manifester qu'au fil du temps ou parfois immédiatement. La maladie de la Peyronie peut raccourcir le pénis et provoquer des érections douloureuses, voire faibles. Cette condition exige que vous vous rendiez chez votre urologue le plus rapidement possible, car ce n'est pas drôle du tout.

Maintenant que j'ai toute votre attention, vous pouvez ouvrir les jambes et continuer à lire. J'ai découvert la maladie de la Peyronie sur le parking du lycée grâce à une conversation avec une mère après la réunion parents-professeurs. Alors que cette femme s'approchait de moi, elle regardait nerveusement autour d'elle. Comme elle a demandé l'avis du Médecin de la Bite, j'ai supposé qu'elle fût au bout de son latin. Quand elle est finalement arrivée, elle n'avait évidemment aucune idée de la façon d'entamer cette conversation, mais elle était aussi assez désespérée.

Rétrospectivement, les choses sont toujours parfaitement claires, et maintenant je sais pourquoi. Le sujet d'un pénis courbé, qui provoque des douleurs et interfère avec la vie sexuelle, n'est pas si facile à digérer dans un parking de lycée. Après que le Médecin de la Bite m'a parlé de la maladie de la Peyronie, je sais maintenant pourquoi cette femme était stressée. Elle ressentait la douleur et la panique de son mari pendant une érection et en essayant d'avoir des relations sexuelles, et elle était déterminée à trouver un moyen de lui aider.

Quand cette mère a commencé à me décrire les problèmes de pénis de son mari, j'ai su que je devais rester calme. Elle a raconté comment ses érections n'étaient pas seulement pliées vers le haut, mais presque à l'envers. J'ai fait une grimace à cette description et je lui ai demandé s'il souffrait à cet angle. Elle a confirmé une grande douleur et a décrit que son pénis avait la forme d'un hameçon inversé. Il est allé tout droit, puis s'est penché en arrière vers son nombril.

Après que ce parfait inconnu, que je n'avais auparavant vu qu'aux réunions parents-professeurs, m'ait révélé tout cela, j'ai osé poser une question (juste par curiosité) à laquelle j'aurais voulu avoir une réponse. Je lui ai demandé comment elle avait réussi à le faire entrer. Elle a dit que ce n'était plus possible et c'est ça le problème. Après avoir digéré toutes les informations que cette dame m'avait fournie, j'ai essayé de trouver comment transmettre ce problème inhabituel à mon mari. J'avais besoin de plus d'informations. Au cours des 20 minutes qui ont suivi, nous avons discuté du comportement du pénis de son mari au cours de l'année écoulée, des types d'érections qu'il avait et du moment exact où elles ont commencé à se courber dans une direction qui provoquait des douleurs et rendait son pénis inutilisable. Quelle conversation !

J'ai appelé le Médecin de la Bite depuis le kit mains libre et je lui ai dit que j'avais quelque chose de sérieux à discuter et que c'était un peu inhabituel. J'ai expliqué le problème de la manière dont il m'a été décrit. Quand j'ai terminé, il a mentionné le nom de la maladie et a dit que c'était très douloureux au début. Il m'a dit que cette dame devait amener son mari à son cabinet le lendemain pour qu'il puisse l'aider. « Est-ce que tu as déjà vu cela ? », j'ai demandé. « Bien sûr », répondit-il. « Je suis urologue. Je m'en occupe régulièrement. »

J'ai terminé la conversation avec le Médecin de la Bite et j'ai longuement réfléchi à sa réaction face au problème du pénis courbé de cet homme. Je n'avais aucune idée que le Médecin de la Bite s'occupait des pénis courbés. Cela a montré mon mari Médecin de la Bite sous un nouveau jour. J'ai appris tellement de choses étranges sur l'homme que je croyais bien connaître. Je me suis alors demandé pourquoi le pénis du mari de cette femme fait maintenant partie de ma réalité et comment je vais la regarder dans les yeux la prochaine fois que je la verrai en public.

Le traitement de la maladie de la Peyronie est prometteur et comprend des injections avec ou sans l'utilisation des extenseurs péniens et/ou une intervention chirurgicale. Si la maladie de la Peyronie s'accompagne d'un dysfonctionnement érectile, la méthode de traitement est une prothèse pénienne.

Je me suis rendu compte que le fait de vivre avec le Médecin de la Bite m'avait intégré dans la vie intime des gens. Je n'ai jamais vraiment voulu cela. Je voulais juste être une épouse et une mère géniale, pas un membre de « l'équipe pénienne ». Ce rôle d'épouse du Médecin de la Bite m'a posé des défis que je n'aurais jamais pu imaginer. J'ai dû utiliser mon expérience pour répondre avec discrétion et gentillesse à toute menace urologique qui m'attendait au téléphone, à table, à l'école de mes enfants, à l'épicerie, au spa, sur le terrain de golf ou à l'aéroport.

Après avoir écouté tant de gens et leurs problèmes urologiques, quels que soient leur âge et leur étendue, j'ai su que j'avais quelque chose qui leur plaisait. L'urologie et la qualité de vie sont interdépendantes. C'est l'une des raisons pour lesquelles j'ai décidé d'écrire ce livre. Chacun peut s'identifier dans une certaine mesure aux choses qui se passent en bas. J'ai également réalisé que ce n'était qu'une question de temps avant que ce soit mon tour.

15

# MESDAMES, C'EST VOTRE TOUR

## *Le Médecin de la Bite est spécialisé dans la reconstruction du plancher pelvien féminin*

Pour commencer, apprenons la différence entre un urologue et un gynécologue et comprenons ce que fait réellement un urogynécologue. Vous devez comprendre ces informations ainsi que votre propre langue maternelle. Un urologue s'occupe de tout ce qui a trait à l'urine. Chez les femmes, cela comprend les reins, la vessie, les uretères et l'urètre. Un gynécologue s'occupe des organes reproducteurs, qui comprennent les ovaires, l'utérus, les trompes de Fallope, le col de l'utérus et le vagin. Souvent, un gynécologue et un urologue travaillent ensemble et « passent le relais » dès qu'ils sont entrés dans la spécialité de l'autre médecin. Un urogynécologue et un urologue spécialisé dans la reconstruction du plancher pelvien féminin sont formés pour manipuler ces deux organes. Ils sont spécialisés dans la médecine du plancher pelvien féminin et la chirurgie reconstructive. Il s'agit d'une sous-spécialité de l'urologie et de la gynécologie qui s'adresse aux femmes ayant des problèmes de plancher pelvien.

Les urogynécologues et les urologues spécialisés dans la reconstruction du plancher pelvien féminin ont suivi une formation complémentaire approfondie après avoir terminé leur formation de spécialiste pour se spécialiser dans le diagnostic et le traitement des troubles du plancher pelvien féminin, qui comprennent l'incontinence, le prolapsus du plancher pelvien, les douleurs du plancher pelvien et la vessie hyperactive. Apparemment, il existe des urogynécologues et des urologues spécialisés dans la reconstruction du plancher pelvien féminin, mais pas aussi souvent que les urologues et les gynécologues, alors vous devriez commencer à en chercher un dès que possible.

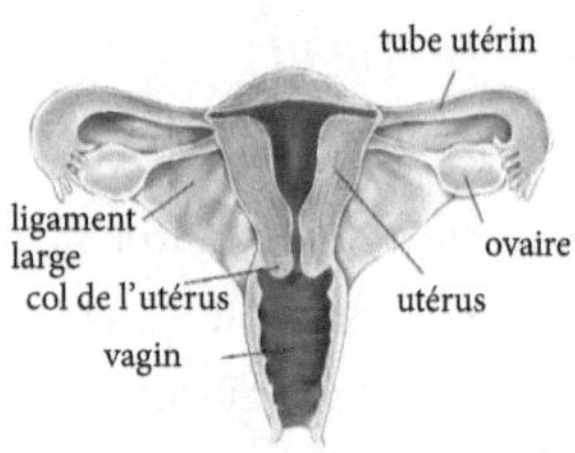


COMPÉTENCE GYNÉCOLOGIQUE
Reference : http://www.aboutcancer.com/gyn_cancer1_normal.htm



COMPÉTENCE UROLOGIQUE
Reference : https://www.mountnittany.org/articles/healthsheets/318

**Urogynécologues et urologues spécialisés dans la reconstruction du plancher pelvien féminin**
**FONT LES DEUX**

Alors, qu'est-ce que le Médecin de la Bite aurait-il à nous dire, mesdames ? Quand j'ai rencontré mon mari, je n'avais aucune idée de ce qu'il faisait en dehors de l'armée. Lors de notre deuxième rendez-vous au Starbucks, je lui ai demandé ce qu'il avait fait. Il m'a dit qu'il était urologue. J'ai dit : « Qu'est-ce qu'un urologue ? » Il m'a donné la réponse la plus technique et anatomique que j'ai jamais entendue de ma vie, même en utilisant des mots comme uretère, prostate, plancher pelvien et incontinence. Finalement, il a dit qu'il traitait tout ce qui a trait à l'urine. J'ai réfléchi un instant en essayant de digérer ce qu'était dit. Je m'imaginais qu'il était plombier. Il a dit qu'il n'avait jamais été appelé plombier auparavant, mais c'est essentiellement ce qu'il a fait. « C'est officiel, tu es plombier », j'ai dit. Depuis ce jour, quand on me demande ce que fait mon mari dans la vie, je dis simplement qu'il est plombier. Je fais cela pour deux raisons. Premièrement, peu importe ce qu'il fait, et deuxièmement, épouser un urologue est tout simplement embarrassant pour moi personnellement, car je n'ai aucun intérêt à parler ouvertement de pénis et de vagins.

Depuis que je suis mariée à mon « plombier », j'ai écouté tous les conversations en pleine nuit, qu'il soit de garde ou non. Nous recevons plusieurs appels par jour de personnes qui ont besoin d'un plombier. Comme le sujet est si nouveau et incroyablement embarrassant pour la plupart des gens, l'épouse prend le rôle de l'agent pour savoir comment résoudre les problèmes conjugaux avec l'installation sanitaire. Ces missions secrètes en rapport avec l'installation sanitaire féminin prennent au moins la moitié du temps.

Le Médecin de la Bite m'a dit qu'il consacrait 60 % de son temps de travail au traitement des femmes. Vous pouvez imaginer à quel point j'ai été choqué quand j'ai entendu cela pour la première fois. Quand j'ai appris qu'il traitait des femmes, j'ai dit : « Je pensais que tu étais urologue. » Il a confirmé qu'il l'était. Puis j'ai été assez stupide pour poser une deuxième question. « Qu'est-ce que les femmes attendent d'un urologue ? » Un grand sourire stupide s'est répandu sur son visage, comme si je venais de lui donner le micro pour qu'il puisse monter sur scène. Il pouvait désormais donner des conférences sur son sujet préféré, sans aucune limite ni règle, parce que je lui avais posé cette question. J'ai paniqué quand j'ai réalisé mon erreur et j'ai cherché quelque chose à bricoler pour cacher ma gêne lors d'une autre conférence sur le corps humain. Le pire dans sa conférence, c'est que j'ai dû entendre plusieurs fois le mot « vagin » et que tout était lié à moi et à ma installation sanitaire.

16

# LA FUITE : DE GOUTTE À GOUTTE VERS LE NIL

## *N'abandonnez pas juste parce que cela devient épuisant*

La première raison pour laquelle une femme se rendrait chez un urologue est un signe important d'incontinence, ou simplement parce qu'elle fait pipi dans son pantalon. Pendant tout ce temps, je n'étais même pas consciente que les femmes gouttent. Bon sang, je commençais à avoir peur de vieillir. Maintenant, chaque femme sait qu'un peu de pipi n'est pas suffisant pour l'amener à un être inconnu appelé urologue, ou quel que soit son nom. C'est une idée traumatisante qu'une autre personne soit là pour s'occuper d'autre chose qu'un bébé ou faire quelque chose pour s'assurer que vous n'en ayez pas. J'ai acquis ces vastes connaissances à un stade précoce de notre mariage. En tant que jeune femme, je ne m'intéressais vraiment pas au fonctionnement du corps humain.

Mais en étant avec le Médecin de la Bite pendant toutes ces années, j'ai entendu qu'il y a plusieurs situations qui aggravent l'incontinence et affectent réellement la qualité de vie d'une femme. Avec l'incontinence, une femme va littéralement passer sa journée à planifier son emploi du temps en fonction de l'endroit où se trouvent les toilettes, au cas où. Souvenez-vous, nous l'avons appelé « cartographie des toilettes » dans le chapitre sur l'incontinence masculine. Non seulement c'est désagréable, mais cela n'a aucun sens de sortir et de faire les choses que vous aimez faire.

L'incontinence féminine l'oblige à utiliser un nombre excessif de serviette hygiénique et cela peut même aller jusqu'à lui faire changer de vêtements parce qu'elle fait pipi constamment dans sa culotte. Elles craignent également de sentir l'odeur d'urine à tout moment ou de goutter en riant, en éternuant ou en toussant. Il peut également arriver qu'une femme doive arrêter certaines activités, comme le sport ou d'autres activités physiques, parce qu'elle a fait pipi dans sa culotte pendant l'effort physique.

Les femmes plus jeunes ne sont pas épargnées par l'incontinence. La principale raison pour laquelle une jeune femme se rend chez un urologue est qu'elle perd de l'urine pendant les rapports sexuels. Cela s'éternise souvent pendant des années et peut n'être qu'un petit montant au début. Avec le temps, cela commence à interférer avec le sexe, et lorsqu'on a un orgasme, il y en a quelque chose en plus dont personne ne veut parler. C'est cette détérioration de l'incontinence qui oblige les jeunes femmes à chercher de l'aide.

Au fil des ans, j'ai secrètement pris des notes dans ma tête en écoutant le Médecin de la Bite au téléphone avec l'hôpital, les infirmières ou le personnel. Il y a eu plusieurs moments où j'ai dû quitter la chambre parce que je ne voulais plus entendre parler de la lente décomposition de mon corps au fil des ans.

En parlant d'années : c'est la transition parfaite vers la prochaine raison principale pour laquelle les femmes devraient chercher un homme comme mon mari. C'est ce qu'on appelle un prolapsus du plancher pelvien. Quand j'ai entendu ce terme pour la première fois, c'était comme si j'entendais un langage secret. Il semblait avoir tellement de syllabes, et pourtant, au fond de moi, je savais que mon mari parlait de mon corps. Au même temps, j'avais trop peur de demander. Mais comme je n'ai jamais vraiment appris à poser des questions, j'ai naturellement demandé : « Qu'est-ce que c'est ? »

Le plombier a décrit plusieurs parties du corps qui étaient complètement désalignées et suspendues par un fil. J'y avais déjà pensé quand j'ai entendu ce langage secret. La seule chose que je pensais, c'est que je ne savais pas quoi faire si cela m'arrivait. Rien que cela m'a fait réaliser combien il est précieux d'avoir un mari plombier/entrepreneur.

De toute évidence, le dysfonctionnement du plancher pelvien est un phénomène qui touche tôt ou tard de nombreuses femmes. Cela peut se produire aussi bien dans la trentaine que dans la quatre-vingtaine. Cela dépend de nombreux facteurs tels que l'âge, l'état de santé, le nombre et le type de grossesses, l'obésité et le ADN. Le dysfonctionnement du plancher pelvien peut se produire lorsque les tissus et les muscles situés en bas n'ont plus la force nécessaire pour maintenir l'utérus, la vessie ou même le rectum. Pour ceux d'entre vous qui ont accouché, vous savez très bien de quoi je parle. Cependant, il y avait un détail que j'ignorais : lorsque les muscles du plancher pelvien se rétractent, ces organes peuvent sortir directement du vagin. Oui, vous avez bien entendu. Houston, nous avons un problème !

17

# DYSFONCTIONNEMENT DU PLANCHER PELVIEN ET VOUS AVEZ TOUJOURS ENVIE DE FAIRE L'AMOUR ?

*Les défis sont des raisons pour continuer à essayer*

Il n'y a pas beaucoup de gens qui ont déjà entendu le terme dysfonctionnement du plancher pelvien. Quand j'ai entendu mon mari en parler pour la première fois, il m'a dit que c'était l'un des cas les plus graves de dysfonctionnement du plancher pelvien qu'il ait jamais vu. Je voulais savoir tout de suite ce qu'il voulait dire. Et une fois de plus, j'ai dû poser une question urologique alors que mon mari s'illuminait toujours comme un arbre de Noël. Les questions urologiques sont comme les préliminaires d'un rendez-vous galant du vendredi soir avec sa femme sexy.

Ma curiosité était éveillée, mais j'avais peur de découvrir tout ce qui pouvait m'arriver. Je savais que mon mari ira m'expliquer tout ça en détail, et pour moi, c'était comme regarder le médecin me recoudre le doigt.

Il a d'abord décrit exactement ce qu'est le plancher pelvien. Ce n'est pas la piste de danse de la boîte de nuit où vous montrez votre sale danse. Le plancher pelvien est en fait constitué de muscles et de tissus, et se trouve directement sous la vessie. Oui, c'est un autre point « en bas ». C'est le tissu qui, comme la Grande Muraille de Chine, protège l'utérus et la vessie pendant les rapports sexuels.

Le plancher pelvien agit comme un berceau qui maintient l'utérus et la vessie en place pour les empêcher de s'enfoncer dans le vagin et de faire de la vie un enfer et de causer des problèmes de flux urinaire. Lorsque cela se produit, vous pouvez certainement imaginer comment les tuyaux sont pliés et enroulés, rendant presque impossible de faire correctement pipi sans faire des acrobaties sur les toilettes. Seules les femmes qui souffrent du dysfonctionnement du plancher pelvien sourient légèrement à l'idée d'une acrobate des toilettes.

Le dysfonctionnement du plancher pelvien se produit lorsque le tissu est affaibli et se dilate plus qu'un élastique desséché. Ce concept de plancher pelvien défaillant ou affaissé, qui ne peut plus contenir la vessie et d'autres objets à proximité, est évident si on le compare à un élastique surutilisé qui a été tendu autour d'une pile de dossiers pendant des années et ne peut plus maintenir la pile ensemble. Le tissu du plancher pelvien est presque identique chez de nombreuses femmes. La naissance d'un enfant n'est pas d'une grande aide pour la femme, car le plancher pelvien est étiré d'une manière à laquelle les hommes et les femmes ne veulent pas penser.

Maintenant que nous savons que les tissus du plancher pelvien peuvent se dilater et s'affaiblir, nous nous demandons où se trouve réellement le muscle du plancher pelvien ?

C'est un muscle qui est tendu entre le coccyx situé à l'arrière et l'os pelvien situé à l'avant. Il fonctionne comme une couche intégrée ou un hamac. Je préfère la deuxième description. Les tissus du plancher pelvien sont incroyablement délicats et pourtant très fonctionnels. C'est pourquoi SEUL un urologue reconstructeur ou un urogynécologue agréé doit vous opérer dans ce domaine.

Il faut plusieurs années de formation spécifique pour être capable de traiter les problèmes de prolapsus et d'incontinence. D'autre part, le tissu ou le muscle du plancher pelvien est la barrière la plus importante pour les organes. Si elle s'affaiblit ou échoue, vous êtes dans une situation critique qui affecte la qualité de vie. L'être humain est construit de telle sorte que toute l'urine puisse s'écouler correctement. Mesdames, n'oubliez pas que votre utérus est également en bas, et nous savons tous ce qui en sort chaque mois si vous n'êtes pas encore entrée en ménopause. Ce petit sac magique, le créateur de vie, a besoin d'être vidé et rafraîchi d'une manière ou d'une autre, et il est parfaitement conçu pour faire un très bon travail. C'est fascinant jusqu'à ce qu'il tombe dans votre vagin. Ne laissez pas votre gynécologue vous dire qu'il ou elle peut régler ce problème. Ils veulent probablement juste votre argent au lieu de votre bien-être, et maintenant vous êtes assez éclairé pour savoir la différence.

Le terme exact pour désigner le moment où l'utérus ou éventuellement la vessie tombe dans le vagin est Prolapsus des organes pelviens (POP). Après avoir appris cela de mon mari, il m'a dit que dans le pire des cas, le prolapsus de l'utérus ou de la vessie peut être diagnostiqué lorsque vous regardez en bas, ou dans le cas où l'utérus ou la vessie tombe par l'ouverture du vagin.

L'idée de voir l'utérus ou même la vessie sortir de mon vagin m'a absolument époustouflée. Bien sûr, le sujet du plancher pelvien était à l'ordre du jour, car c'était maintenant ma vie, parce que j'étais mariée au Médecin de la Bite. Les années ont passé et j'ai eu beaucoup de temps pour digérer ce terrible exemple de gravité. Le moment quand j'ai réussi à le réprimer, je suis tombée en ville sur l'une des assistentes médicales de mon mari. Nous parlions de mon livre, et lorsque j'ai mentionné que je voulais écrire sur le dysfonctionnement du plancher pelvien, elle a légèrement souri et a dit : « Oh, ça va être un bon chapitre ! » À ce moment précis, une porte s'est ouverte pour que j'apprenne davantage de cette fille fascinante qui luttait depuis 15 ans aux côtés de mon mari sur le front du pénis et du vagin.

Je suis allée droit au but et j'ai posé la question la plus directe que chacun d'entre vous puisse poser. Comment une femme peut-elle marcher avec son utérus et/ou sa vessie pendouillants entre ses jambes ? Je me suis demandé si c'était comme marcher avec une bombe à eau entre les jambes et comment empêcher qu'elle n'explose ? J'avais la pire image dans ma tête parce que je me suis rendu compte que tant de femmes étaient touchées et par hasard je suis une femme.

Ce professionnel médical était une grande source d'information en première ligne et m'a dit qu'il était toujours évident qu'elle se rendait à la clinique à cause d'un dysfonctionnement du plancher pelvien, car elle portait toujours les jeans les plus serrés qu'on pouvait acheter avec l'argent. Il y a une raison pourquoi ces jeans ont été imprimés. J'ai fait une pause et j'y ai réfléchi longtemps. J'ai immédiatement regretté toutes les fois où j'ai jugé des femmes parce que leurs jeans étaient si serrés qu'on pouvait jouer du tambour sur leurs fesses et probablement obtenir un super son. À ce moment-là, j'ai réalisé que ma opinion sur ces jeans serrés était extrêmement inutile et totalement inamicale. Qui aurait cru que les jeans serrés sont aujourd'hui utilisés comme dispositif médical ? Avec ces nouvelles connaissances, j'ai réalisé que je dois faire face à mon karma pour ces jugements, que je trouvais au départ juste drôle, mais qui sont en fait cruels. Immédiatement après, j'ai écouté une autre conférence de mon mari sur la gravité de l'urologie.

Selon l'explication de cette jeune fille expérimentée, ces jeans serrés maintiennent l'utérus et/ou la vessie stable dans le vagin, de sorte que la patiente n'a pas à se déplacer avec une « bombe à eau » entre les jambes lorsqu'elle doit passer devant tous les autres patients pour se rendre à la salle d'examen afin d'obtenir de l'aide. Quand elle enlève le pantalon dans la salle d'examen, tout l'enfer se déchaîne quand les organes sortent du vagin, puis, grâce à la liberté nouvellement acquise de ces organes en vol libre qui se balancent entre ses jambes, l'urine s'écoule. Comme je dois d'abord digérer ce que me dit l'assistante médicale, je compare les organes féminins en chute libre aux testicules d'un homme. Pour l'instant, je suis heureuse d'être une femme qui n'a pas à supporter la pensée d'un testicule, aussi appelé utérus et vessie, entre mes cuisses.

Tout en poursuivant sa description détaillée d'un dysfonctionnement du plancher pelvien, elle a raconté l'histoire de sa première patiente avec un dysfonctionnement du plancher pelvien qui s'est présentée pour un examen parce qu'elle ne pouvait pas faire pipi. Le Médecin de la Bite demande à l'assistante médicale d'insérer un cathéter et de vider la vessie. Cette patiente souffrait manifestement d'une installation sanitaire défectueuse, ce qui a provoqué une vessie tellement pleine qu'elle a dû recourir aux services d'un urologue. Ce n'était pas la première fois que cette patiente devait être cathétérisée à cause de son incident.

Le Médecin de la Bite a quitté la salle d'examen et a laissé l'assistante médicale faire son travail. L'insertion d'un cathéter est l'une des premières choses qu'une assistante médicale apprend dans sa formation et est considérée comme très simple. Lorsqu'elle commence, elle est très sûre de savoir exactement où se trouve l'urètre, ou méat urétral. Bizarrement, elle ne peut pas le voir car l'utérus est sorti dans le vagin et lui bloque la vue.

Elle s'assoie sur la chaise au bout de la table d'examen et commence à feuilleter le dossier parce qu'elle ne sait pas quoi faire et ne veut pas que la patiente le sache. Après avoir fait semblant de savoir quoi faire avec le cathéter pendant environ 15 minutes, elle a dû quitter la salle d'examen et appeler le médecin. Le Médecin de la Bite est revenu dans la salle d'examen, a mis des gants et a simplement repoussé l'utérus dans la femme. Toute cette expérience a tellement traumatisé l'assistante médicale qu'elle s'est jurée de ne jamais donner naissance à un enfant. Et elle ne l'a jamais fait ! Après cette expérience de dysfonctionnement du plancher pelvien, l'assistante médicale est devenue une professionnelle car elle savait désormais comment ramener l'utérus et/ou la vessie dans la bonne position. Elle a ensuite transmis ses connaissances à toutes les autres assistantes médicales.

J'ai pensé à la façon dont l'assistante médicale a formé toutes les autres assistantes médicales à remettre les organes à leur place d'origine et je me suis demandé combien de patientes allaient chez le médecin à cause d'un dysfonctionnement du plancher pelvien. Elle a simplement dit « beaucoup ». J'imaginais que notre petite ville était remplie de femmes souffrant de cette maladie, portant toutes des jeans serrés et qu'il n'y avait qu'un seul médecin dans notre ville qui savait comment les traiter. C'est la section du livre où vous devriez également envisager de devenir urologue spécialisé dans la reconstruction du plancher pelvien si vous voulez devenir médecin. Il existe actuellement une certification pour ce domaine appelée « Spécialiste de la médecine du plancher pelvien féminin et de la chirurgie reconstructive ». Si jamais vous avez besoin de cette opération, veuillez chercher le médecin qui a cette spécialisation.

Selon le Médecin de la Bite, ce type d'opération concerne des tissus extrêmement sensibles, mais si elle est effectuée par le bon médecin dès le début, vous avez d'excellentes chances de revenir à la normale, d'un point de vue urologique. Cela dépend généralement du cas. Ce qui est certain, c'est que la qualité de vie s'améliorera et que vous pourrez jeter ce jean serrés par la fenêtre.

Ma mère a dû faire la même opération, puisqu'elle a donné naissance à huit enfants. Elle a vécu avec l'incontinence pendant près de 40 ans. Après son opération, elle s'est demandée pourquoi elle n'a pas fait ça il y a 40 ans. Je me souviens que lorsque nous étions en déplacement pendant la journée, nous devions planifier notre itinéraire à travers la ville jusqu'aux toilettes les plus proches. Je n'ai jamais vraiment compris quel était le problème et j'ai supposé que ma mère bût trop d'eau et de café. Mais en réalité, elle a dû faire face au même problème que celui auquel sont confrontées presque toutes les femmes en âge de procréer.

Quand on sait qu'il y a près de 7 milliards de personnes sur terre, dont environ la moitié sont des femmes, on se demande pourquoi on ne parle pas plus de ce sujet qu'on le fait déjà. Je n'ai même pas abordé la question des fistules, où l'urine fuit simplement lorsqu'elles se forment. C'est sûr qu'une simple visite chez un urologue spécialisé dans la reconstruction pelvienne est le ticket d'or pour une bonne santé urologique. N'oubliez pas qu'il y a des différents types d'urologues qui sont spécialisés dans les différents domaines. J'ai toujours pensé que j'étais mariée à un plombier, mais après avoir tout écrit, je pense maintenant que je pourrais être mariée à un entrepreneur.

Parlons donc du sexe et du dysfonctionnement du plancher pelvien. De nombreuses femmes doivent encore avoir des relations sexuelles avec leur partenaire alors qu'elles sont obligées de faire face à cette terrible situation. Nous avons maintenant appris que les organes peuvent être facilement déplacés vers le bon endroit géographique si nécessaire. Le sexe est possible, mais il n'est probablement pas amusant. Si des douleurs surviennent pendant les rapports sexuels, cela peut être un bon indicateur qu'il est temps de consulter un urologue ou un urogynécologue. Ils peuvent déterminer quel type de traitement est le plus approprié. Les facteurs qui peuvent entraîner un prolapsus vont du fait de soulever des charges lourdes, de la surcharge pondérale et de la constipation à la toux, aux éternuements et aux rires excessifs. N'oublions pas la carence en œstrogènes. Lorsque le niveau d'œstrogène baisse et que le tissu s'amincit, le processus de vieillissement commence et la gravité prend le dessus. Tout part à vau-l'eau, peu importe si ça nous plait ou pas.

Outre les hormones et la chirurgie, la thérapie comportementale pourrait également être une option. Imaginez mon choque quand j'ai découvert que vous pouvez faire de la thérapie comportementale en bas. Tout de suite j'ai commencé à imaginer mon vagin en train de faire de l'haltérophilie ou du ballet aquatique. J'ai imaginé toutes sortes d'activités qui pourraient rendre ce muscle du plancher pelvien plus fort.

Cela me rappelle une histoire qu'une de mes amies m'a racontée. Tout le monde sait que je suis mariée à un Médecin de la Bite qui est également spécialisé dans les vagins. Mon amie d'enfance et moi avons parlé au téléphone de l'incontinence. Il s'avéra que mon amie avait en tête une solution qui permettrait de prévenir l'incontinence. Cette amie bien-aimée m'a demandé si je pouvais discuter de son idée avec mon mari pour voir si c'était vraiment une bonne solution pour l'incontinence.

J'ai écouté mon amie avec curiosité. Elle me raconte qu'elle s'est récemment insérer Ben Wa Balls dans son vagin alors qu'elle faisait sa promenade quotidienne de 5 miles dans les montagnes de Seattle. Elle rapporte également que son but est de les garder en bas pendant toute la promenade. Pendant qu'elle me racontait cela, je me demandais si elle s'arrêterait quelque part sur la montagne pour enlever les Ben Wa Balls si elle en avait marre. L'idée de cette belle femme tirant ses leggings pour sortir ses Ben Wa Balls et l'expression de soulagement qui suive était comme une comédie que je n'oublierai jamais. Tout d'abord, je voulais savoir combien de balles elle tenait en bas. Cette seule question permet de savoir si on entre dans une grotte ou dans une caverne. Mon amie bien-aimée me dit qu'elle met deux Ben Wa Balls. Je me suis sentie un peu soulagé. Je lui ai promis que je poserais cette question importante à mon mari dès son retour à la maison.

Le Médecin de la Bite est rentré du travail après une longue journée, et bien sûr, je suis assez intelligente pour savoir que je dois le laisser se reposer et manger avant de parler de quelque chose si importante. Après le dîner, je l'ai approché avec précaution et lui ai dit que mon ami bien-aimé m'avait envoyé lui poser une question urologique. Comme toujours, il aimait écouter son sujet favori.

J'ai expliqué comment mon amie utilisait ses Ben Wa Balls dans son vagin pendant ses promenades. Sa première question était : « C'est quoi les Ben Wa Balls ? » J'ai été choquée quand j'ai appris que mon mari ne connaissait pas ces petits bijoux et a commencé à les décrire comme des boules d'acier qui rentrent dans le vagin et qui ont à peu près la taille d'une balle de ping-pong. Apparemment, il y a des différentes couleurs, mais ce n'est pas important. Je lui ai dit qu'elle les mettait dans son vagin et les y maintenait pendant la promenade et lui ai demandé si cela avait un quelconque avantage urologique pour renforcer le plancher pelvien. J'ai été choquée lorsque j'ai appris que l'exercice est efficace seulement si on utilise les bons muscles pour maintenir les balles en place.

Le Médecin de la Bite me dit que lorsqu'il examine une femme et qu'il met ses doigts à l'intérieur de son vagin et lui demande de les tendre très fort, dans la plupart des cas, il ne se passe rien. Apparemment, la plupart des femmes tendent leurs muscles fessiers ou abdominaux. Le vagin ne répond pas. Le Médecin de la Bite m'a aussi dit que tant que la patiente n'apprendra pas à activer les muscles vaginaux et à les contracter, le muscle du plancher pelvien ne sera pas renforcé. Imaginez mon choc lorsque j'ai appris qu'une femme ne peut pas contracter son vagin sur commande. Chaque femme est certaine d'être capable de tendre quelque chose en bas et est probablement aussi choquée que moi lorsqu'elle découvre que cela fonctionne seulement si elle tend la bonne partie. Si vous en avez envie, posez vos propres doigts là et regardez si vous serrez vos doigts ou vos abdominaux ou fesses. Cela devrait vous donner une indication supplémentaire sur la nécessité éventuelle de prendre un rendez-vous avec votre urologue.

18

# TROUBLE DE L'EXCITATION SEXUELLE – BON SANG, OÙ EST MON VIN ?

## *Avoir le courage pour essayer*

Maintenant, mesdames, je suis sûre que la plupart d'entre vous savent où cela va mener, alors laissez-moi commencer par vous dire la principale raison pour laquelle une femme irait voir mon mari, l'urologue ou le « plombier ». Apparemment, la raison la plus populaire pour laquelle une femme consulte un urologue et non un gynécologue, à moins qu'il ne s'agisse d'un urogynécologue, est « le trouble de l'excitation sexuel ».

Pour aller droit au but : vous n'avez aucun intérêt pour toute forme de sexe, ou le profit par rapport à l'effort est zéro lorsqu'il vous concerne. C'est juste une personne de plus qui demande une chose de plus. À ce stade, vous pensez tout le temps que vous en avez marre de devoir toujours tout faire pour les autres. Il s'avère que cette trouble de l'excitation sexuelle n'est pas seulement due à l'épuisement ou à un excès de vin (même si, à mon avis, il ne peut jamais y avoir assez de vin). Le trouble de l'excitation sexuel est souvent un problème hormonal qui doit être traité et surveillé par votre urologue. Rarement c'est un problème anatomique qui nécessite l'expertise de mon mari Médecin de la Bite qui peut examiner la patiente et régler le problème. En outre, chaque femme est très spéciale en ce qui concerne ses désirs sexuels et il est crucial de savoir comment elle se « sent ». L'humeur d'une femme est un sujet compliqué et central dans sa sexualité. Pour la plupart des femmes c'est très normal, mais il peut être difficile pour elles de le communiquer à leur partenaire. Si vous vous permettez simplement d'explorer cette autre dimension de votre sexualité, cela vous aidera à comprendre comment atteindre une grande satisfaction sexuelle et profonde.

En tant qu'épouse du plombier, je n'arrête pas de me demander pourquoi je ne peux pas aller chez le gynécologue pour faire régler mes hormones, ou plutôt, les faire réparer. À ce stade, le plombier doit être appelé « plombier » car les femmes ne s'identifient tout simplement pas à la possession d'un pénis. Cependant, toutes les femmes s'identifient au sujet de l'installation sanitaire et à tout ce qui a trait à l'urine et au sexe.

Nous comprenons s'il y a un problème avec l'installation sanitaire en bas et nous sommes conscients que tout ne peut être qu'une fausse alerte. Elle est si complexe qu'il est difficile de savoir par où commencer. Mon mari plombier me donne plusieurs raisons pour lesquelles j'ai besoin de voir un urologue comme lui. La raison principale est qu'un urologue est spécialement formé pour traiter les patients souffrant du trouble de l'excitation sexuel, car celui-ci peut avoir plusieurs causes. Tout, de l'anatomie à la psychologie en passant par les hormones. Qui l'aurait cru ?!

Car le trouble de l'excitation sexuel est un type de dysfonctionnement sexuel, un urologue est spécialement formé dans ce domaine. Oui, c'est un problème démontrable et des médecins comme mon mari sont spécialement formés à la médecine sexuelle. Je reçois tous les mois par la poste un magazine intitulé « Société pour la Médecine Sexuelle ». Le jour de la livraison, mon courrier me donne toujours ce magazine en main propre et avec un grand sourire sur le visage. Je ne peux pas dire s'il est juste gentil ou s'il veut secrètement prendre un rendez-vous avec mon mari. Je dois admettre que je glousse quand le courrier sonne à la porte pour me donner le magazine.

Un urologue est très différent d'un obstétricien/gynécologue qui est formé pour accompagner les bébés dans leur phase de croissance ou pour les faire naitre. Le gynécologue est aussi le médecin qui vous fait croire que vous allez réussir à passer à travers tout le processus. Un urologue est un spécialiste de la médecine sexuelle et de tout ce qui va avec. C'est plus que ce que le gynécologue sait. Si vous souhaitez plus d'informations sur l'approche urologique ou gynécologique, il existe un manuel médical appelé « Campbell's Urology ». C'est le livre dans lequel mon mari a d'abord puisé ses connaissances en urologie. Mon amie Barbara a été l'une des illustratrices de ce manuel, qui fait paraître mon monde très petit et un peu divertissant. Vous vous amuserez aussi, une fois que vous aurez vu toutes leurs photos. Bravo, Barbara. Impressionnant ! Le manuel a depuis été rebaptisé « Campbell-Walsh Urology » et peut être acheté en ligne. Il répondra à toutes vos questions sur l'urologie et votre spécialiste en urologie sera impressionné par le fait que vous connaissez ce manuel.

La question tacite du dysfonctionnement sexuel féminin n'est pas vraiment un sujet qui intéresse les femmes dès le début. Ce n'est pas comme si nous étions sous testostérone et prêts à agir à tout moment de la journée. Nous connaissons des hommes qui sont comme ça et nous nous demandons ce qui leur arrive et nous les accusons de ne penser qu'à une chose.

Le dysfonctionnement sexuel chez les femmes est généralement complètement négligé. Souvent, une femme croit simplement qu'elle est trop fatiguée parce qu'elle s'occupe de tout et de tous, ou elle croit simplement qu'elle n'est plus amoureuse de son mari ou qu'elle n'a plus aucun désir. Dans certains cas rares, une femme n'aime plus son partenaire, par exemple à cause d'une dépendance, de l'obésité, de la chasse à d'autres femmes ou parce qu'il n'est jamais à la maison. Hormis ces exceptions, le dysfonctionnement sexuel est une condition souvent négligée ou, pire, jamais correctement identifiée et traitée. Les dysfonctionnements sexuels féminins ont un ensemble de critères très spécifiques qui aident à identifier le problème. Une fois que vous avez découvert que vous souffrez d'un dysfonctionnement sexuel, vous savez maintenant qu'il peut être traité !

La raison pour laquelle ce sujet est plus important que le seul sexe est qu'une vie sexuelle saine est une partie très importante d'une relation solide et a une grande importance pour la santé et le bonheur en général. Il existe de nombreuses études qui montrent les avantages d'une vie sexuelle saine. Le sexe apporte un équilibre à la vie et est aussi naturel que l'histoire de petites abeilles et de petites fleurs. C'est aussi une expérience spéciale et agréable. Cette composante de la vie influence le bien-être général. C'est pourquoi il y a la médecine sexuelle. Le sexe est une médecine.

J'avais une copine très aimée qui a épousé un homme vachement cool. Ils étaient follement amoureux l'un de l'autre. En trois ans, elle a donné naissance à deux bébés. Environ un an après le deuxième bébé est né, la relation a commencé à devenir incroyablement tendue. On pourrait penser que c'est juste le stress d'avoir deux enfants. Mais c'était plus que cela. Le trouble de l'excitation sexuel avait ma copine sous son emprise.

Au début, elle pensait qu'elle était simplement épuisée par son rôle de mère et son travail. C'est un programme incroyablement chargé. Si vous ajoutez un mari et une vie sexuelle manquante, combinés à un manque d'argent, vous pensez qu'il s'agit d'un problème temporaire. Mais il s'est avéré que ses hormones s'étaient déséquilibrées sans qu'elle en soit consciente. Elle était convaincue qu'elle était fatiguée et n'avait tout simplement aucun intérêt pour le sexe. Pour elle, ce n'était pas si grave, mais pour son mari, c'était très important. Au fil du temps, le sujet a dominé le mariage et les conflits ainsi que la responsabilité pour le travail et pour les enfants ont augmenté.

Il n'y avait plus de sexe dans le mariage pour éteindre, détendre et maintenir le mariage. Les deux parties étaient tout simplement malheureuses et ne comprenaient pas vraiment que le manque de désir de la femme était un problème médical et pas seulement un problème d'épuisement. Le trouble de l'excitation sexuel a gagné cette bataille, et j'ai le regret de dire qu'ils ont finalement divorcé alors que les enfants n'avaient que trois et quatre ans. Ce divorce était très probablement le résultat d'un dysfonctionnement sexuel non diagnostiqué. Le gynécologue a omis de faire quelque chose, la femme et le mari aussi.

Ma copine n'avait jamais entendu parler d'urologues, et encore moins de dysfonctionnement sexuel. Elle était trop fatiguée et trop désintéressée pour obtenir de l'aide afin de remettre de l'ordre dans sa vie sexuelle et avoir l'équilibre entre le mariage et la famille. Des années plus tard, à l'âge de 40 ans, elle s'est attaquée à son problème hormonal et a réalisé que la cause de son divorce pouvait en effet être un problème médical.

Passons en revue certains points de la liste de contrôle des dysfonctionnements sexuels et voyons si vous souffrez de l'un de ces troubles.

Le premier et le plus évident est le sexe, qui fait un mal de chien, quelle que soit la position dans laquelle il est pratiqué. Plus vous essayez de trouver le bon angle, plus cela fait mal. La bonne nouvelle, c'est que vous n'êtes pas fou. Vous ne pouvez plus avoir de relations sexuelles, car votre corps a pu subir des changements physiques et physiologiques au fil du temps. Dans cet état, de nombreuses femmes arrivent au point où elles décident que le sexe n'est tout simplement plus nécessaire et certainement pas utile. Et c'est là que les problèmes relationnels commencent à apparaître. Le niveau élevé d'inconfort, combiné aux exigences physiques et émotionnelles du partenaire, provoque un niveau de stress qui pourrait probablement être comparé avec n'importe quel réacteur nucléaire.

Le deuxième point de la liste est le trouble de l'excitation sexuel. Ce n'est pas nouveau pour vous et représente le désintérêt absolu pour tout ce qui concerne le sexe. Probablement vous avez même dit qu'il était trop tôt si vous ne faisiez plus jamais l'amour. Vous riez à gorge déployée en ce moment parce que vous ou vos copines l'avez déjà dit. Vous n'avez probablement jamais entendu parler du trouble de l'excitation sexuel ni réalisé qu'elle fait partie du dysfonctionnement sexuel. Bon sang, coucher avec quelqu'un une fois par mois est plus que suffisant, n'est-ce pas ? Vous serez soulagée de savoir que la plupart des femmes ont dû lutter contre le trouble de l'excitation sexuel à un certain moment de leur vie.

Si vous avez besoin d'une confirmation que vous souffrez peut-être de trouble de l'excitation sexuelle, vous devriez simplement essayer différentes choses pour vous exciter. Il y a beaucoup de choix et chacun aime quelque chose de différent. Vous pourriez commencer à regarder du porno avec votre partenaire dans votre chambre. Vous pouvez aussi expérimenter un peu pour voir si vous êtes excité et laisser libre cours à votre fantaisie sexuel. Si vous voulez essayer cela sans votre partenaire, jetez un coup d'œil au calendrier des pompiers sexy ou regardez l'homme à moitié nu sur le set d'un soap-opéra. Peut-être vous aimez les soldats en action autant que moi, ou vous êtes plutôt un voyeur et vous aimez vous détendre dans la piscine d'un hôtel chic de Las Vegas, où les chances sont très grandes de voir quelque chose de délicieux qui vous fera sûrement mouiller. Non, je ne parle pas que vous faites pipi dans les pantalons. Pas encore.

Vous avez probablement maintenant une idée de ce que vous aimeriez voir et vous vous souvenez peut-être de ce que c'était de se sentir excité par les images dont vous vous souveniez. C'est l'excitation. C'est la magie qui se produit dans votre cerveau, où les autres parties de votre corps obéissent simplement. La science nous a montré qu'un orgasme commence à 99% dans le cerveau et se termine au meilleur endroit sur terre, au plus profond du corps. Il est presque impossible d'expliquer où et quand cela se produit. C'est tout simplement fantastique, et le meilleur, c'est que lorsque vous avez fini, un orgasme est comme un bon entraînement et un bon soin du visage. Avec tout ce sang qui circule dans votre corps, il n'est pas étonnant que vous ayez l'air et que vous vous sentiez 10 ans plus jeune. Il n'y a pas de boisson de beauté sur cette planète qui puisse rivaliser avec le merveilleux orgasme.

Le dernier problème lié au dysfonctionnement sexuel est l'incapacité à atteindre l'orgasme. Vous vous souvenez de ce que c'était, mesdames ? Il suffit de revenir à la dernière section, de se rappeler combien elle est merveilleuse et d'allumer le feu au plus profond de vous. Si vous ne ressentez toujours rien à l'intérieur, c'est une bonne indication pour aller voir un urologue spécialisé dans les dysfonctionnements sexuels afin de pouvoir jouir à nouveau d'un orgasme. Ils constituent une partie importante d'une vie sexuelle saine et l'un des plus grands cadeaux sur terre. Ils vous emmènent dans un lieu de satisfaction totale où vous vous sentez insouciant. Ils vous éclaircissent les idées, vous rendent heureux et satisfait. Vous êtes prêt à se mesurer avec n'importe qui.

Une autre raison de consulter un urologue est d'exclure les éventuels problèmes de santé qui pourraient être à l'origine d'un dysfonctionnement sexuel spécifique. Il y a des divers problèmes physiques qui peuvent faire obstacle à une vie sexuelle saine. Le plus courant est le déséquilibre hormonal. La plupart des femmes savent que le taux d'hormones change principalement après la ménopause. Le problème pourrait être tellement plus simple. Ces hormones, dont vous se plaigniez lorsque vous essayiez de faire un bébé, n'étaient pas seulement importantes pour les bébés en pleine croissance. Ils étaient l'ingrédient secret du désir sexuel et de l'orgasme.

Lorsque le taux d'œstrogène d'une femme baisse pour une raison de santé spécifique, cela réduit la quantité de sang qui descend vers les parties du corps féminin, l'endroit où se passent toutes les choses. Si cet endroit n'est pas bien humidifié, les tissus finiront par être moins réceptifs et prêts à l'emploi. Vous pouvez également avoir un autre problème en bas à cause du manque d'œstrogènes. La grotte magique dessèche, de sorte que tout ce qui glisse le long des parois fantastiques du vagin ressemble à une torture. L'œstrogène est l'hormone magique qui maintient les tissus vaginaux fermes et humides. Tout le reste est simplement désagréable et peut rendre le sexe plus douloureux et inconfortable.

Certaines femmes souffrent également de ce qu'on appelle la baisse du désir sexuel. Elle est très rare et un peu plus difficile à diagnostiquer. C'est le cas lorsque les femmes ont des problèmes dans leur vie sexuelle qui ne peuvent être expliqués. Un bon urologue fournira ce qu'on pourrait appeler des soins de routine et suivra toutes les étapes pour diagnostiquer un dysfonctionnement sexuel. Cependant, après avoir essayé des pilules et des crèmes et après des examens approfondis pour exclure d'autres problèmes de santé, la femme peut encore souffrir de dysfonctionnement sexuel. C'est une exception, mais cela arrive.

Les femmes sont plus souvent touchées par les dysfonctionnements sexuels que les hommes. Pourquoi ? En général, il s'agit d'hormones. Il y a des différents types de dysfonctionnement sexuel, comme les douleurs du plancher pelvien, et le numéro un est le trouble de l'excitation sexuel, qui peut être à la fois hormonale et dépendre de la façon dont une femme « se sent » pendant le rapport sexuel. Pourquoi devriez-vous consulter un urologue plutôt qu'un gynécologue ? Parce que les gynécologues ne sont pas formés pour traiter les dysfonctionnements sexuels. Alors, mesdames, trouvez un urologue pour vous aider à résoudre ces problèmes.

Alors, que faites-vous quand vous souffrez le trouble de l'excitation sexuelle ? Prenez vos hormones pour maintenir votre désir et vos fonctions corporelles et « restez humide » ! Peut-être vous ne réalisez pas qu'il y a un problème et qu'il ne s'agit pas d'une simple discussion avec votre amant. Les femmes essaient toujours de faire plaisir aux autres et de résoudre les problèmes par eux-mêmes. Débarrassez-vous de ce fardeau inutile et consultez votre urologue. N'oubliez pas de réfléchir à vos propres sentiments sur le sexe et de profiter de la complexité de votre nature féminine et de l'utiliser à votre avantage dans la chambre en combinaison avec votre nouvelle recette d'hormones.

Vous connaissez maintenant les trois problèmes urologiques les plus courants chez les femmes, à savoir l'incontinence, le dysfonctionnement du plancher pelvien et le trouble de l'excitation sexuel. Chacune de ces maladies ne doit être traitée que par un spécialiste en urologie reconstructive ou par un urogynécologue qui est à jour dans sa formation et qui connaît les méthodes les plus récentes et les plus efficaces pour améliorer votre santé urologique. Il y a des excellentessolutions à ces problèmes pour améliorer rapidement votre qualité de vie. Le Médecin de la Bite rapporte qu'en moyenne, une femme attend cinq ans avant de consulter un urologue. Les femmes sont habituées à traiter les plaintes et ne prennent souvent pas le temps de s'occuper d'elles-mêmes. Jusqu'à le moment où elles font pipi pendant l'orgasme. Votre qualité de vie attend que vous prenez le téléphone et appelez votre spécialiste en urologie.

19

# LES FABRICANTS DE PRODUITS DE SOINS POUR LA PEAU – HYDRATEZ-LE !

## *Agitez la baguette magique en bas*

Le marché mondial des soins de la peau est une affaire de plusieurs milliards de dollars et c'est parce que la société croit que quelques rides sur le visage, le cou ou les mains affectent d'une manière ou d'une autre la perception de notre apparence. On croit que l'achat de la « meilleure » ligne de soins est la solution à tous les signes de l'âge et que la jeunesse peut être miraculeusement préservée. La vérité est que la jeunesse n'est pas seulement la peau lisse et hydratée de votre visage, de votre cou ou de vos mains, mais aussi votre hygiène en bas. Il s'avère qu'après la ménopause, le vagin a besoin d'autant d'humidité et d'attention que votre visage, votre cou et vos mains. Oui, nous détestons tous le mot avec « v ». Mais il mérite autant d'attention que votre visage.

En 2013, il n'y a pas si longtemps, la Société internationale pour l'étude de la santé sexuelle des femmes (ISSWSH) et la Société nord-américaine de la ménopause (NAMS) ont uni leurs forces et décidé de changer la façon dont nous faisons référence aux problèmes d'assainissement des femmes. Les anciens termes comme atrophie vaginale et vulvovaginale ont été abandonnés. La raison en est que nous avons appris que l'assainissement est composé de plusieurs éléments qui doivent également être inclus dans la discussion afin que la qualité de vie puisse être maintenue lorsqu'on passe par la ménopause.

Le nouveau terme utilisé est syndrome génito-urinaire de la ménopause (Sgum). Si le médecin ne connaît pas ce terme, il faut en consulter un autre, car cela signifie qu'il n'est pas au courant de toutes les dernières recherches visant à améliorer l'hygiène féminine pour maintenir la qualité de vie pendant la ménopause. Des recherches ont montré que les œstrogènes à faible dose sous de nombreuses formes sont bénéfiques pour la résolution des symptômes du Sgum.

L'hormonothérapie substitutive n'est plus un terme negatif. Nous en savons tellement plus aujourd'hui. Avec un contrôle approprié et un médecin formé et à jour, on comprend que les avantages de l'hormonothérapie substitutive l'emportent de loin sur les risques. Les risques sont désormais réduits parce qu'on sait comment superviser correctement une patiente qui fait ce traitement. Peut importe si vous utilisiez des œstrogènes systémiques, qui peuvent être administrés de différentes manières, comme la pilule, l'injection, le patch, les perles, ou sous forme de crème à appliquer sur la peau, ou si vous utilisiez des œstrogènes locaux dans le vagin, la thérapie peut être administré en toute sécurité sous contrôle médical. Les patientes n'ont qu'à respecter leurs rendez-vous et à suivre les instructions de leur médecin. Votre médecin travaillera avec vous pour vous fournir la forme d'œstrogène la plus sûre pour votre combat personnel contre le Sgum.

La prévalence du Sgum est à peine reconnue, à peine traitée et trop peu discutée entre la femme et le médecin. La plupart des femmes pensent que les symptômes du Sgum font partie du processus naturel de vieillissement et de la ménopause. N'importe quoi ! Les médecins sont des prestataires de services et doivent changer leur façon de penser à la qualité de vie d'une femme qui souffre les symptômes du Sgum. Il semble que les médecins ne soient tout simplement pas doués pour poser ce genre de questions de dépistage, car c'était toujours accepté que l'hormonothérapie substitutive est mauvaise et que les fuites d'urine et les douleurs vaginaux font partie du processus normal de vieillissement. Ce n'est tout simplement pas vrai et les recherches le confirment.

Si vous jetez un coup d'œil au Sgum et que vous ajoutez l'un des nombreux traitements du Sgum à votre routine de beauté quotidienne avec différentes crèmes, vous pouvez retrouver votre qualité de vie en ajoutant une autre crème pour le bas.

Le sujet du Sgum nous ramène à la routine des soins de la peau. Si vous pensez que le savon, l'eau et la crème pour le visage sont importants, attendez de connaître les avantages de l'application d'une crème pour le bas. Imaginez que vous nettoyez correctement la moitié supérieure de votre corps, alors que la moitié inférieure est négligée par manque de temps et devient sèche et irritée, qui démange, pue et fuit. Votre moitié inférieure peut désormais être aussi fonctionnelle et belle que la moitié supérieure. Les femmes qui ne recherchent pas les traitements simples et abordables qui sont disponibles aujourd'hui ont peu de chances d'obtenir une satisfaction sexuelle et la qualité de vie souhaitée. Rajoutez le fait que, tôt ou tard, vous devrez également faire face à des changements dans les voies urinaires, ce qui se traduit par des infections urinaires répétées, et vous avez la recette parfaite pour être malheureuse et devoir courir aux toilettes les plus proches chaque jour pour le reste de votre vie.

Que se passe-t-il lorsque le Sgum commence à la ménopause ? Tout d'abord, les symptômes qui apparaissent ne mettent nullement la vie en danger. Cependant, elles ont une influence directe sur la qualité de vie au quotidien et ont été décrites par les femmes concernées comme une maladie chronique qui affecte leur qualité de vie. L'œstrogène qui circule dans le corps féminin jusqu'à la ménopause maintient les parois vaginales et les voies urinaires repulpées et lubrifiées et est prêt à répondre à l'envie d'uriner ou à la grande sensation de plaisir pendant les rapports sexuels.

Comme les œstrogènes jouent un rôle majeur dans l'incontinence urinaire, il est important de pouvoir vider complètement la vessie chaque fois que vous faites pipi, sinon une infection des voies urinaires peut survenir. Si le taux d'œstrogènes n'est pas au niveau approprié, cela devient plutôt difficile. Lorsqu'il est faible ou qu'il n'y a pas d'œstrogènes, il est presque impossible de contrôler l'urètre et d'arrêter de faire pipi sur commande. Lorsque vous êtes ménopausée, l'urine s'écoule sans que vous le sachiez, jusqu'à ce que vous vérifiiez votre culotte ou que vous commenciez à sentir une odeur mal.

Pour fonctionner, le tissu conjonctif en bas a besoin d'œstrogènes tout comme un culturiste a besoin de nourriture. Il en va de même pour les tissus et les organes responsables de la fonction sexuelle. Lorsque les œstrogènes ne sont plus présents, le dysfonctionnement sexuel se manifeste sous la forme d'une diminution du collagène et de l'élasticité des tissus, ainsi que d'une réduction des vaisseaux sanguins. Le taux d'oestrogène faible ou absent entraîne des symptômes du Sgum tels que la sécheresse vaginale, l'irritation (vaginale et dans la vie quotidienne), les démangeaisons, la sensibilité, les saignements et la douleur pendant les rapports sexuels. L'œstrogène est un élément important dans la lutte des femmes contre les effets négatifs du syndrome génito-urinaire de la ménopause (Sgum).

Il s'avère que les œstrogènes et les récepteurs d'œstrogènes ont une très grande tâche à accomplir dans le corps d'une femme. Il semble que nous en sachions encore très peu sur la manière dont les mécanismes moléculaires des œstrogènes fonctionnent réellement et sur leur fonctionnement dans le corps féminin. Jusqu'à présent, la science semble croire que les œstrogènes et les récepteurs d'œstrogènes prennent en charge de nombreuses tâches dans l'organisme, telles que le maintien en bonne santé de la peau, des cheveux, des os, des tissus, des muscles et de tout ce qui est lié au système cardiovasculaire. La plupart des recherches ont été menées sur la relation entre les œstrogènes et le cancer. C'est là que « la grande peur » de l'hormonothérapie substitutive semble trouver son origine. Faisons un pas en arrière et découvrons qu'un taux d'œstrogènes peu élevé est très bénéfique pendant la ménopause, mais nécessite simplement un contrôle régulier par le médecin.

Le fait de savoir que les œstrogènes et leurs récepteurs jouent un rôle important dans la santé urologique et gynécologique pendant la ménopause ouvre la voie à un retour à la qualité de vie en étant ouvert aux nombreuses solutions disponibles pour le traitement hormonal à faible dose.

En essayant de comprendre ce qui se passait pendant la ménopause, tout devenait claire dans ma tête quand j'ai appris que, comme il semble, les récepteurs d'œstrogènes sont présents dans tout le corps, y compris dans l'installation sanitaire humaine. Ces récepteurs d'œstrogènes attendent simplement que les œstrogènes présents dans le corps de la femme leur disent quoi faire. Ils sont situés dans la vessie et l'urètre ainsi que dans l'installation sanitaire gynécologique, qui est responsable de la fonction sexuelle. L'œstrogène circule dans le système et indique essentiellement aux récepteurs ce qu'ils « doivent faire ou ne pas faire ». C'est ce système de messages entre les œstrogènes et les récepteurs d'œstrogènes qui active ou désactive le réflexe de faire pipi. Si le système est déficient en œstrogènes, il n'y a aucun moyen de dire aux récepteurs d'œstrogènes de faire leur travail. Par conséquent, l'état de santé tant urologique que gynécologique s'aggravent et tous les tissus et muscles actifs ne fonctionnent plus correctement.

Nous n'en savons pas encore assez sur les avantages du mécanisme moléculaire des œstrogènes et des récepteurs d'œstrogènes. Nous savons qu'ils sont présents dans la vessie et l'urètre et dans la construction responsable de la sexualité. Il est nécessaire qu'il y ait un niveau d'œstrogène dans le corps de la femme qui indique aux récepteurs ce qu'ils doivent faire et qui minimise les effets du Sgum. La seule façon pour les femmes d'atteindre cet objectif est de les sensibiliser, ainsi que leurs médecins, à la question afin qu'elles comprennent les avantages des œstrogènes appliqués localement et la façon dont ils peuvent gagner la bataille contre le Sgum.

Maintenant que vous avez une bonne compréhension du Sgum et des thérapies à faible taux d'œstrogène pour améliorer votre qualité de vie sans compromettre votre santé, permettez-moi de vous faire part de mon histoire d'œstrogène et de celle de ma sœur jumelle. Je lui ai donné le livre pour qu'elle le lise pendant que j'y travaillais encore, car elle s'est toujours intéressée à mon projet et ne me mentirait jamais, que ce soit bon ou mauvais. Ceux d'entre vous qui connaissent Helen sont probablement en train de rire et de hocher la tête.

Un soir, Helen et moi étions sur haut-parleur pour discuter de nos traitements hormonaux substitutifs personnels, pendant que le Médecin de la Bite qui se tenait à proximité écoutait notre conversation par téléphone. Nous avons discuté de ce chapitre et des effets des œstrogènes. Helen et moi utilisons nos œstrogènes différemment. Elle utilise des œstrogènes locaux à faible dose et j'utilise une combinaison topique de crème et de pilule, qui peut être considérée comme une œstrogénothérapie systémique.

Helen m'a demandé où j'appliquais ma crème et combien j'en utilisais. Je lui ai dit que je frottais la crème sur mon épaule comme le fait mon mari quand il applique sa testostérone. J'adore les effets de sa testostérone, mais c'est une autre histoire ! J'ai frotté l'œstrogène sur mon épaule parce qu'il n'y avait aucune indication sur l'étiquette quant à la manière dont j'aurais dû le faire correctement. Le Médecin de la Bite s'est immédiatement impliqué dans la conversation et a voulu savoir si mon gynécologue m'avait donné des instructions comment le faire correctement. J'ai pensé que c'était une question stupide parce qu'il savait déjà que je le faisais mal. Le fait que je ne savais pas où appliquer la crème semblait l'irriter. Avec sa voix tendue demandant une réponse correcte, j'ai eu la sagesse de lui demander : « Où dois-je l'appliquer ? »

Le Médecin de la Bite m'a immédiatement montré exactement où j'aurais dû mettre la crème. Il a coincé sa main gauche à l'intérieur de sa cuisse et a probablement tué son testicule gauche pendant la démonstration. J'ai été choqué d'apprendre que la crème est appliquée à l'intérieur de la cuisse. Il semble que chez les femmes la partie intérieure des cuisses est le meilleur endroit pour l'absorption de la crème. J'aurais dû le deviner, car c'est un endroit merveilleux lors d'un rendez-vous le vendredi soir !

En fait, je me suis mis cette fichue crème sur mon épaule pendant un an. J'ai été une patiente exemplaire et je me suis rendue à chacun de mes rendez-vous pour l'analyse sanguine et pour parler sur mes hormones. Mon dosage avait été modifié à deux reprises car mes résultats étaient un peu faibles. Maintenant, je sais pourquoi mon taux d'œstrogènes était si bas. J'ai frotté cette fichue crème sur mon épaule, qui est une petite zone d'absorption chez les femmes. Ce sont ces petits détails qui font que les femmes se sentent inferieures. On pourrait penser qu'en tant qu'épouse du Médecin de la Bite, j'aurais dû soit mieux le savoir, soit être prise en flagrant délit bien plus tôt.

Ce problème était dû à l'absence d'instructions sur mon tube de prescription et à l'absence d'instructions détaillées ou de démonstration de mon médecin sur la manière d'utiliser correctement le produit. Il aurait été fantastique d'être pleinement informé sur ma lutte contre le Sgum. Je suis sûre que mon médecin a supposé que le Médecin de la Bite m'eût déjà dit comment utiliser ce produit. Apparemment, ce n'était jamais le cas, et j'étais aussi ignorante que la plupart des autres femmes qui souffrent de Sgum.

Ma sœur jumelle poursuit la conversation en me disant qu'elle aussi n'avait pas d'instructions sur son tube de prescription. Elle n'avait aucune idée comment utiliser ses œstrogènes à sa faveur. Elle n'a pas non plus reçu d'instructions sur la quantité à utiliser et le moment de l'utilisation. Il est évidemment préférable d'appliquer la crème le soir avant de se coucher. Helen était un peu préoccupée par l'utilisation des œstrogènes, elle a donc décidé de manière indépendante de n'en prendre que deux fois par semaine sans vraiment comprendre les conséquences de l'automédication. Quand le Médecin de la Bite a écouté cela, , il a de nouveau été horrifié par le manque d'information entre le médecin et la patiente lorsqu'il s'agit de mettre au point un traitement hormonal substitutif adéquat.

Pour obtenir les meilleurs résultats avec de faibles doses d'œstrogènes vaginaux, il faut l'utiliser tous les deux jours. Le montant doit être déterminé par le médecin et indiqué sur l'ordonnance. Si le médecin vous demande de l'utiliser trois fois par semaine, veuillez le faire trois fois par semaine. C'est une partie importante du plan de traitement. Cela aurait beaucoup aidé ma sœur si le médecin avait pris le temps, pendant le rendez-vous, d'expliquer pourquoi il est nécessaire d'appliquer la crème trois fois par semaine et de montrer exactement où la crème doit être appliquée, quelle quantité de crème et à quelle profondeur elle doit être appliquée. On y joue avec une crème et même sans instructions appropriées, puis on se promène avec toute la journée. Ce sont les petites choses qui peuvent rendre la vie facile ou difficile. C'est un excellent exemple de la façon dont l'éducation devrait rendre les gens libres. N'avons-nous pas déjà entendu cela quelque part ? Merci, Oprah !

L'autre question que ma sœur jumelle a posée était de savoir si la crème à base d'œstrogènes qu'elle utilisait pouvait provoquer des effets secondaires chez son mari ? Bonne question. J'ai immédiatement imaginé son pénis qui rétrécissait et ses seins d'homme qui poussaient pendant l'acte d'amour. Heureusement, le Médecin de la Bite nous a informés tous les deux qu'il n'y a pas d'effets secondaires pour le partenaire lorsqu'il entre en contact avec une des crèmes à base d'œstrogènes, peu importe si la femme l'applique à l'intérieur des cuisses, dans le vagin ou sur l'épaule.

Ces problèmes ne sont que quelques-uns des problèmes rencontrés lorsqu'il s'agit de mettre les médecins au courant du traitement du Sgum. Il faut davantage de conversations entre les femmes et les médecins pour les éduquer sur le Sgum et les mesures à prendre avec la patiente pour les informer sur le bon type d'œstrogène à utiliser et à prescrire pour chaque patiente. Ces traitements fonctionnent et sont nécessaires pour réduire les symptômes des Sgum qui peuvent affecter la qualité de vie.

Le Sgum est une maladie chronique pour laquelle il n'y a aucune perspective d'amélioration si elle n'est pas traitée ou si elle ne fait pas l'objet d'une intervention. Les femmes doivent accepter le fait qu'elles vieillissent. C'est un grand N'IMPORTE QUOI. Mon conseil est d'avoir cette discussion avec un médecin compétent qui connaît toutes les facettes du Sgum et qui trouvera un moyen de vous aider. Il ne faut pas attendre trop longtemps et faire quelque chose. Il est de votre responsabilité de vous renseigner, d'apprendre, d'agir et de vous sentir mieux.

J'espère que j'ai maintenant attiré l'attention des femmes, des entreprises pharmaceutiques et des fabricants de produits de soins pour la peau. Nous devrions tous nous entraider pour comprendre, rechercher et traiter le Sgum en informant les femmes du monde entier sur les options de traitement, de la même manière que les les fabricants de produits de soins pour la peau influencent la psyché concernant notre visage, notre cou et nos mains.

Il faut se rappeler que la moitié de la planète est féminine et que la moitié de ces femmes ont déjà essayé quelques crèmes de ces grands fabricants de soins pour la peau. Le Sgum devrait être discuté jusqu'à la fin. C'est complètement normal de parler de la façon d'hydrater le vagin en toute sécurité pendant la ménopause et de le traiter avec des hormones à faible dose.

Selon le recensement effectué en 2010 aux États-Unis, environ 50 millions de femmes sont plus âgées que 51[2,3] ans, ce qui correspond à l'âge moyen de la ménopause. C'est beaucoup de crème, que ce soit de la crème pour les mains ou de la crème vaginale ! Selon une étude, malheureusement, très peu de médecins

---

2 Howden LM, Julia. Age and Sex Composition: 2010. In. Commerce USDo, trans. United States Census Bureau: U.S. Census Bureau; 2010.

3 Avis NE, McKinlay SM. The Massachusetts Women's Health Study: an epidemiologic investigation of the menopause. J Am Med Womens Assoc (1972). 1995;50(2):45-49, 63.

se renseignent sur les symptômes de Sgum de leurs patientes. Le retard dans le traitement, combiné à l'inquiétude de la patiente quant à la sécurité des thérapies vaginales topiques, permet de garder cette question sous silence. C'est dingue quand on sait que le Sgum peut être cliniquement détecté chez jusqu'à 90 % des femmes ménopausées[4]. Les femmes vont au-delà de la vie déjà bien remplie pour se rendre chez le médecin afin d'y être examinées. Il est temps d'entamer cette conversation et de s'informer sur les recherches en cours sur les œstrogènes à faible dose pour le traitement du Sgum.

Les problèmes liés à un faible taux d'œstrogènes ne sont souvent pas reconnus par la plupart des femmes comme étant la cause de leurs problèmes urinaires ou vaginaux. Les problèmes génitaux, sexuels et urinaires peuvent être traités de la même manière que vous traitez votre visage, votre cou et vos mains avec des crèmes. La seule différence est que la crème pour le bas augmente la qualité de vie en termes d'hygiène et améliore le bien-être vaginal.

Le traitement du Sgum n'est pas très différent d'une mammographie ou d'un test de cholestérol que vous avez effectué lors des visites régulières chez votre urologue ou gynécologue. Une thérapie appropriée et efficace pour les Sgum devrait faire partie de la routine de soins et de beauté de chaque femme ménopausée. La seule différence dans l'utilisation d'une crème à faible dose d'œstrogènes est que vous devez consulter plus régulièrement votre urologue ou gynécologue, qui connaît bien le syndrome génito-urinaire de la ménopause (Sgum).

---

4 Palacios S, Nappi RE, Bruyniks N, Particco M, Panay N, Investigators ES. The European Vulvovaginal Epidemiological Survey (EVES): prevalence, symptoms and impact of vulvovaginal atrophy of menopause. Climacteric. 2018;21(3):286-291.

Je me souviens de l'époque où ma sœur jumelle et moi étions beaucoup plus jeunes et où nos grands-parents venaient nous rendre visite. Ma grand-mère a passé beaucoup de temps à se préparer et nous l'avons observée pendant qu'elle faisait son programme de beauté. La seule chose dont je me souvienne, et qui me fait toujours rire, c'est l'éclaboussure de parfum à la fin, presque comme une touche finale. Elle a mis de parfum sur le cou, un peu sur les poignets et une dernière aspersion entre les jambes, comme un petit extra ! Je me suis toujours demandé pourquoi elle faisait cela.

En vieillissant, j'ai appris qu'en raison des symptômes du Sgum mentionnés ci-dessus, l'entrejambe d'une femme peut avoir une odeur désagréable à cause de fuites d'urine ou d'infections urinaires non détectées. L'époque où on a appliqué du parfum sur notre entrejambe est révolue. Osez parler à votre médecin. S'il ne connaît pas le Sgum, offrez-lui un exemplaire de ce livre en cadeau et trouvez un médecin plus moderne qui se soucie vraiment de votre santé urologique et climatérique.

Une étude a révélé que seuls 13% des médecins interrogeaient leurs patientes sur les symptômes du Sgum[5]. Même après que la patiente a développé des symptômes, la plupart des femmes continueraient à ne pas être traitées malgré la dégradation de leur qualité de vie. Résister à la prescription d'œstrogènes à faible dose est une approche dépassée et constitue un signal d'alarme pour savoir si le médecin est au courant des dernières recherches et s'il connaît les avantages des œstrogènes à faible

---

5 Portman DJ, Gass ML. Genitourinary syndrome of menopause: new terminology for vulvovaginal atrophy from the International Society for the Study of Women's Sexual Health and the North American Menopause Society. Maturitas. 2014;79(3):349-354.

dose. Œstrogène n'est pas un mauvais mot. C'est le facteur clé pour qu'une femme retrouve sa qualité de vie en ce qui concerne ses problèmes urologiques et sa santé sexuelle.

Bien que de nombreuses femmes pensent que l'hormonothérapie comporte des risques inhérents, ce n'est plus le cas pour la plupart des femmes qui utilisent des œstrogènes à faible dose sous une forme ou une autre. Prenez le temps de parler à votre urologue ou gynécologue, qui est au courant des dernières recherches et de l'utilisation correcte des œstrogènes à faible dose. N'écoutez pas les publicités qui essaient de vous vendre quelque chose qui a un rapport avec vos hormones. Laissez le médecin s'en occuper. Imaginez améliorer votre qualité de vie en ajoutant une simple étape intermédiaire à votre programme de beauté. Bien que de nombreuses femmes ne se sentent pas à l'aise à l'idée de devoir y introduire quelque chose d'autre, les avantages l'emportent de loin sur l'inconfort.

Pour tous les hommes parmi vous qui ont réussi à passer ce chapitre : si votre femme n'appelle pas son médecin, prenez le téléphone et faites-le vous-même. Une crème supplémentaire dans la maison enrichira votre relation. Les crèmes pour le visage, le cou et les mains sont excellentes quand les lumières sont allumées, mais la crème pour le bas est excellente quand elles sont éteintes. Vous gagnerez beaucoup si vous la supportez et l'aidez à faire face au flot d'informations qui la submergera. L'œstrogénothérapie améliore non seulement la qualité de vie de la femme, mais aussi la qualité de la relation d'un homme. L'œstrogène est votre ami, et n'oubliez pas de le frotter sur l'intérieur de vos cuisses, pas sur votre épaule !

20

# CONSEILS SUR LA SEXUALITÉ POUR VOTRE NOUVELLE INSTALLATION SANITAIRE

*L'inconnu illumine l'âme quand la peur est vaincue*

Maintenant, après avoir couvert le chapitre sur le trouble de l'excitation sexuelle et découvert que mon mari Médecin de la Bite est un expert en médecine sexuelle, il y a peut-être d'autres questions concernant le sexe. Mon premier conseil est de veiller à ce que l'urologue vous mette dans un état fonctionnel, que votre installation sanitaire sexuelle soit à nouveau prêt à l'emploi et que votre taux d'hormones soit à leur niveau d'origine. Il vous appartient ensuite, à vous et à votre partenaire, d'explorer votre corps d'une manière mutuellement agréable et de trouver un nouveau moyen de retrouver un plaisir qui vous soit confortable à tous les deux. Le Médecin de la Bite n'est pas un sexologue, mais un plombier qui sait comment amener vos organes sexuels à un état fonctionnel. Une fois que votre installation sanitaire est mise à jour, qu'il n'y a pas de fuites et que les niveaux de lubrifiant sont satisfaisants, vous vous rendez mutuellement fou.

J'aborde le sujet dans ce chapitre parce que ma sœur jumelle a estimé qu'il devrait y avoir un chapitre entier de conseils sur le sexe. J'ai trouvé cette demande étrange, car je sais qu'un urologue n'est pas un entraîneur sexuel. Il me semble que ma sœur pense que mon mari est presque omniscient sur cette question. Cela doit être dû à toutes les conversations que nous avons eues au cours des années sur tout ce qui concerne le mariage.

Ma sœur m'a aidé à définir clairement le rôle de l'urologue et ce qu'il a exactement à voir avec la vie sexuelle. Un urologue peut traiter les problèmes des organes génitaux et, très probablement, les réparer ou les faire fonctionner à nouveau. Cependant, un bon urologue ne donne pas de conseils sur la façon d'atteindre l'orgasme. C'est à vous et à votre partenaire d'explorer la gamme de vos installations sanitaires urologiques mises à jour. C'est l'occasion de découvrir vos talents.

21

# CONSULTEZ UN UROLOGUE OU UN UROGYNÉCOLOGUE

Vous connaissez maintenant les trois problèmes urologiques les plus fréquents chez les hommes et les femmes. C'est juste la partie émergée de l'iceberg en ce qui concerne les aspects liés à l'urologie. Nous savons maintenant que les trois principaux problèmes chez les hommes sont le trouble de l'excitation sexuel, le dysfonctionnement érectile et les problèmes de prostate. Les trois principaux sujets abordés par les femmes sont le trouble de l'excitation sexuel, l'incontinence et le dysfonctionnement du plancher pelvien. Chacune de ces affections ne doit être traitée que par un urologue formé et qui connaît et comprend les méthodes les plus récentes et les plus efficaces pour prendre soin de votre santé urologique. Il existe une solution à tous les problèmes urologiques auxquels chacun d'entre nous pourrait être confronté à un moment ou à un autre de sa vie.

Mon message à tous les hommes et femmes serait : « Consultez un UROLOGUE OU UROGYNÉCOLOGUE ». Le Médecin de la Bite me dit que les patients hésitent trop longtemps avant de demander de l'aide. Les femmes ont l'habitude de faire face à l'inconfort et ne prennent souvent pas le temps de prendre soin d'elles jusqu'à quelque chose l'arrive, comme par exemple faire pipi pendant un orgasme. Apparemment, les hommes attendent jusqu'à ils ont du sang dans le pipi. Plus tôt vous consultez un spécialiste en urologie ou en urogynécologie, mieux c'est. Votre qualité de vie attend que vous preniez le téléphone et que vous appeliez votre spécialiste en urologie ou en urogynécologie.

22

# THÉRAPIE DU PLANCHER PELVIEN – NON, PAS CE GENRE

*L'apprentissage est un don comme aucun autre*

Par curiosité, j'ai dû poser une très bonne question au Médecin de la Bite. Je voulais savoir comment il peut déterminer quand une femme a besoin d'une thérapie du plancher pelvien ou d'une opération. Ma question n'était en fait pas une bonne question, car il ne s'agit pas d'une situation de choix. La complexité de la détermination de la possibilité pour une femme de s'en tirer avec une simple thérapie physique par rapport à une éventuelle opération ne peut être déterminée que par un examen approfondi de l'urologue. Bien sûr, j'ai dû demander quelle était l'indication initiale qui montrerait à mon mari Médecin de la Bite ce qu'il fallait faire. Cette question a donné lieu à une conversation qui m'a conduit dans une salle d'examen virtuelle dans laquelle j'aurais préféré ne jamais entrer.

Je n'ai jamais vraiment pris le temps de m'arrêter et de réfléchir à ce que mon mari fait réellement tous les jours. Honnêtement, je le vois juste dans la salle d'opération avec ce filet à cheveux ridicule et cette robe tachée de sang. L'imagination seule est suffisante pour arrêter toute autre pensée. Vous pouvez imaginer à quel point j'ai été choquée et surprise lorsque mon mari a commencé à me dire ce qu'il devait faire pour déterminer la nécessité d'une thérapie du plancher pelvien ou d'une éventuelle intervention chirurgicale.

Totalement indifférent, le Médecin de la Bite me dit que pendant l'examen, il met ses doigts dans le vagin de la patiente et lui demande de « serrer » ses doigts. Je suis presque sûre que je n'ai pas entendu un mot après cela parce que j'étais complètement choquée que mon mari teste des vagins toute la journée. Je savais qu'il réparait le pénis, mais je ne savais pas qu'il était aussi un expert en vagins.

Le Médecin de la Bite me dit également que si une femme ne peut pas serrer ses doigts pendant l'examen, il l'oriente vers son physiothérapeute pour une thérapie du plancher pelvien, qui peut comprendre des exercices tels que les exercices de Kegel. En ce qui concerne la thérapie du plancher pelvien, ce sont les méthodes les plus connues. A ce moment-là, j'ai forcé le Médecin de la Bite à répéter ce qu'il venait de dire. Je lui ai alors demandé pourquoi il lui demandait de serrer les doigts. Le Médecin de la Bite m'a dit que dans la plupart des cas, une femme ne serre pas ses doigts, mais plutôt tend ses fesses ou son abdomen, ce qui entraîne le diagnostic d'un muscle pelvien inexistant, c'est-à-dire une incontinence, voire un dysfonctionnement du plancher pelvien.

Lorsque j'ai appris que mon mari avait un physiothérapeute du plancher pelvien, j'ai dû rencontrer cette personne immédiatement et avoir une conversation pour tout savoir sur le monde de la thérapie du plancher pelvien. J'ai demandé à mon mari de prendre contact avec son physiothérapeute dès que possible afin que je puisse obtenir toutes les informations disponibles sur la manière de résoudre les problèmes de dysfonctionnement du plancher pelvien et d'incontinence chez les hommes et les femmes. Je me suis approché de ce monsieur comme s'il était la star sur le tapis rouge.

J'ai rencontré Dr Alex lors d'une matinée animée dans son cabinet. Je voulais voir s'il a réellement un entourage de patients qui ont besoin de ses services. Dr Alex est arrivé juste à temps et a été très heureux de m'accueillir dans sa salle de thérapie où toute la magie se produit pour les patients dont les tuyaux fuient. Lorsque nous sommes entrés dans la salle d'examen, Dr Alex était très gentil et était également heureux que je m'intéresse à ce qu'il fait dans notre cabinet. Je lui ai fait comprendre à quel point j'étais ravie de savoir qu'il avait rejoint notre cabinet et qu'il apportait une ressource importante pour les patients de mon mari. J'ai ensuite dû rappeler au Dr Alex que je suis simplement l'épouse et non un médecin, et qu'il devrait donc prendre son temps et répondre à mes questions avec patience, car elles peuvent être un peu ignorantes.

À première vue, la salle d'examen semblait être comme n'importe quelle autre salle d'examen, à l'exception de quelques éléments. Il y avait des appareils d'entraînement simples comme des balles médicinales, des bandes élastiques et des poids très légers. Je ne savais pas que le dispositif le plus intimidant de la salle serait l'ordinateur. J'aurais dû noter les câbles avec les électrodes sur la fin sortant de l'ordinateur.

Enfin, ils sont placés à des endroits très stratégiques pour entraîner le cerveau à faire les muscles réagir correctement et de manière cohérente pour les entraîner et les renforcer.

Dr Alex a poursuivi en disant que le cabinet de l'urologie était le plus fréquenté dans notre ville, ce qui a confirmé que presque tout le monde souffrait d'une sorte de maladie urologique, que ce soit des hommes ou des femmes. Cela explique aussi pourquoi je voyais mon mari si rarement. La thérapie du plancher pelvien est indépendante du sexe et est utilisée de la même manière pour les hommes et les femmes.

Je me suis concentré sur Dr Alex comme un chimiste dans son laboratoire qui essaie d'élucider le mystère. Après tout, nous étions tous les deux en mission. J'ai dû écrire ce livre et il a dû informer les gens sur ses services et sur la façon dont il pouvait les aider. J'ai été positivement surprise que Dr Alex, comme mon mari, s'est illuminé comme un arbre de Noël parce que je lui avais posé une question urologique.

J'ai commencé notre conversation en lui racontant la conversation avec ma copine d'enfance et son expérience avec les Ben Wa Balls. Mais comme mon mari, Dr Alex ne savait pas ce que c'était. Il pensait qu'ils étaient français. Je ne sais pas d'où cela venais, mais ça m'a fait rire. Sans hésiter, je l'ai immédiatement interrompu et j'ai commencé à l'informer de cette découverte qui pourrait être pertinente pour sa profession. Il les a comparés à des poids intérieurs. J'ai beaucoup aimé sa description et j'utiliserai très probablement ce terme dans toutes les conversations futures avec ma copine.

Dr Alex m'a laissé expliquer l'expérience avec les Ben Wa Balls et est ensuite passé au sujet de la conversation : la thérapie du plancher pelvien et ses effets sur les hommes et les femmes. Il a commencé à frimer avec ses connaissances. Il a expliqué que le but de la table d'examen est de permettre au patient de commencer les exercices du plancher pelvien en position allongée afin d'éliminer les effets de la gravité sur les muscles du plancher pelvien. Cette position permet au patient d'identifier correctement les muscles du plancher pelvien, puis de continuer à le renforcer.

Après avoir quitté la position allongée sur la table d'examen, le patient peut alors prendre la position assise et effectuer les exercices physiothérapeutiques recommandés. Une fois que la position assise est maîtrisée et renforcée, et que les muscles sont étirés et détendus, le patient peut effectuer la thérapie en position debout. Dans cette position, le patient peut renforcer davantage les muscles du plancher pelvien, de sorte qu'il devient à nouveau possible de faire des exercices au sol en se tenant debout, en s'accroupissant, en fentes avant, et même en courant et en sautant. Ces exercices de base entraînent de graves fuites chez les patients souffrant de problèmes d'incontinence et réduisent la qualité de vie. La thérapie du plancher pelvien est une situation gagnante-gagnante pour tous ceux qui gouttent.

Dr Alex a souligné que le plus important est d'apprendre à détendre et à renforcer les muscles du plancher pelvien afin qu'ils fonctionnent correctement. Il utilise la gravité comme l'un de ses outils pour l'entraînement musculaire. Il se concentre sur l'étirement et le renforcement des muscles, suivi d'un meilleur repos et d'un meilleur tonus musculaire du plancher pelvien. En fin de compte, le patient a un muscle du plancher pelvien naturellement détendu parce qu'il est maintenant plus fort et peut tenir l'utérus et la vessie comme il le faisait quand le patient était beaucoup plus jeune.

Le nouveau statut permet aux patients de sortir et de bouger les fesses sans avoir de fuites ou d'organes qui tombent sur la piste de danse. La continence est le nouvel alpha et oméga que chacun souhaite atteindre et qu'il souhaite crier au monde : « Regardez-moi, je ne goutte plus ! »

Vous vous souvenez de l'ordinateur dans la salle d'examen ? Eh bien, c'est le petit bijou avec des électrodes qui sont astucieusement placées à des endroits très spécifiques qui peuvent détecter les mouvements et la force musculaire dans le plancher pelvien. La rétroaction biologique est un moyen très efficace pour le patient de voir les progrès qu'il réalise dans les exercices du plancher pelvien. Bien que cette approche semble un peu menaçante, Dr Alex a indiqué que c'est la partie préférée de la thérapie pour ses patients car ils peuvent maintenant voir les progrès qu'ils font vers la continence.

Posture ! Nous avons tous encore la voix de notre mère dans notre tête qui nous dit de nous redresser. Maintenant que vous êtes plus âgé et que peut-être vous gouttez, vous savez que votre mère avait raison. Dr Alex a déclaré que si une personne a une mauvaise posture ou si le bas du dos est courbé vers l'arrière, cela peut facilement repousser la vessie et pincer les nerfs du bas du dos. Imaginez une personne qui a une lordose. Cette position provoque une pression sur les intestins et peut perturber les nerfs qui contrôlent la vessie. Dans certains cas, un trouble des nerfs de la vessie est la pire sorte d'incontinence. Qui aurait pu savoir qu'il existe une posture correcte qui aide à contrôler l'urine ?

La bonne posture pour favoriser un contrôle sain de l'urine consiste à incliner légèrement le bassin vers l'avant tout en gardant les épaules droites. Imaginez que vous puissiez facilement étirer votre pénis vers l'extérieur et vers l'avant. Mesdames, pour cet exercice, vous devez mettre la ceinture mentalement. C'est possible. Imaginez maintenant que vous frimez un peu avec votre pénis et que vous le tenez un peu en avant tout en gardant le dos et les épaules droits. C'est la position magique pour une bonne posture par rapport à votre propre installation sanitaire. Ce léger ajustement de la posture peut faire la différence avec le temps et renforcer les muscles principaux nécessaires pour maintenir la force du plancher pelvien.

C'est la partie que vous attendiez tous ! Qu'est-ce qui est fait vraiment pendant la consultation de physio pour résoudre vos

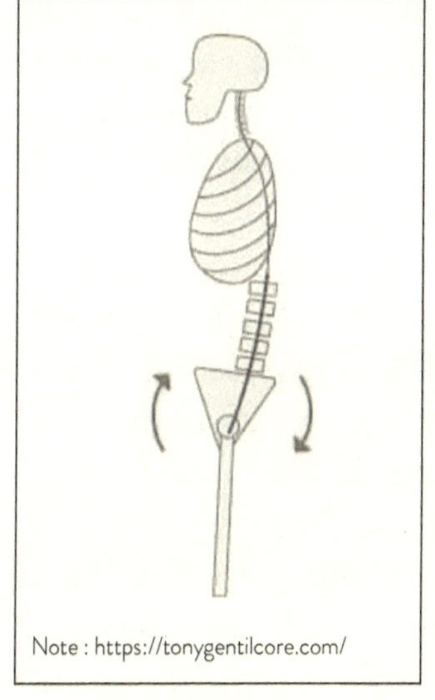
Note : https://tonygentilcore.com/

problèmes urologiques ? Elle commence comme la plupart des autres consultations de physiothérapie. Le physiothérapeute vous met sur la table d'examen et vérifie la mobilité des articulations. En effet, il veut s'assurer que vous pouvez utiliser vos muscles fessiers (fesses) et que vous pouvez bouger vos genoux et vos hanches. Ces muscles sont importants pour le renforcement du plancher pelvien. Après avoir déterminé la mobilité et la force, le physiothérapeute peut utiliser un ballon médicinal comme aide pour vérifier si vous pouvez placer vos jambes sur le ballon en position allongée. Il ou elle demande de bouger les hanches et les genoux. En même temps, le physiothérapeute peut vous demander d'activer les muscles du plancher pelvien lorsque vous bougez vos jambes. Ce type de conditionnement semble être simple, mais lorsque vous gouttez, vous imaginez déjà la flaque qui se forme sous vous.

La deuxième phase de la physiothérapie devient un peu plus intime une fois que votre évaluation de la force et les tests de mobilité sont terminés. Le médecin vous demandera d'enlever votre pantalon et utilisera une forme de rétroaction biologique qui crée une sorte de connexion entre l'esprit et le corps. En reliant les capteurs d'un moniteur aux parties génitales d'abord, le physiothérapeute vous guidera pour trouver les bons muscles à contracter et à relâcher afin de trouver mentalement les muscles de votre plancher pelvien et de les activer correctement. Le but du premier traitement est de minimiser l'inconfort. Le médecin peut encore obtenir des résultats de cette manière. Tant les électrodes que vous-mêmes constaterez les progrès réalisés.

Dans le cas de rétroaction biologique, il y a un écran qui montre comment le muscle réagit lorsque les muscles du plancher pelvien sont contractés et relâchés. Le physiothérapeute vous dira de ne pas bouger votre dos ou vos hanches et de vous concentrer sur la contraction et la détente du seul plancher pelvien. L'écran montre quand c'est bien fait et ne reagit pas quand vous faites une erreur.

À ce stade de mon entretien avec Dr Alex, j'étais presque tenté d'essayer moi-même l'exercice de rétroaction biologique pour vraiment comprendre de quels muscles il parlait. J'en voulais savoir plus. Il m'a informé que les muscles sont les mêmes que ceux qu'on utilise quand on essaie de retenir un pet. Oui, Dr Alex a utilisé le mot «pet» lors d'une interview très sérieuse. Cependant, il a prononcé ce mot avec une voix si douce qu'il ressemblait en fait à la harpe dans un orchestre.

Après que Dr Alex ait décrit comment trouver le muscle du plancher pelvien, à savoir en retenant le pet de manière spasmodique, cela m'a semblé logique et j'ai tout de suite su où se trouvait exactement le muscle du plancher pelvien. Si j'étais le médecin, je vous dirais de rentrer chez vous et de manger la nourriture qui vous fait péter comme une rock star afin de pouvoir utiliser la contention de vos pets dans le cadre de votre thérapie du plancher pelvien. A la pensée que je devais retenir mes pets, j'ai été soudainement soulagé.

Je me suis alors rendu compte que les bruits que j'entendais de tous les côtés lorsque je rendais visite à ma mère dans une maison de retraite, qui équivalaient au bruit d'un embouteillage à New York, étaient liés aux muscles du plancher pelvien. Il était toujours étonnant de voir comment les habitants marchaient dans les couloirs et pétaient à chaque pas jusqu'à la salle à manger. Ce qui est intéressant, c'est qu'ils n'ont pas entendu le pet, ne l'ont pas senti ou étaient simplement occupés à péter. Eh bien, maintenant je sais qu'ils souffraient d'une faiblesse des muscles du plancher pelvien qui ne pouvaient pas retenir un pet, encore moins l'urine. La recette secrète pour améliorer la continence était maintenant révélée et m'a donné l'idée d'un autocollant de voiture : « Retenez le pet et empêchez les fuites ».

Pendant l'examen de rétroaction biologique, le physiothérapeute demande au patient de contracter les muscles du plancher pelvien comme s'il retenait le pet pendant la marche. Avec cette pensée et l'intention de le faire, le patient peut observer comment l'écran de l'ordinateur réagit au mouvement avec un scintillement, de sorte qu'il puisse contracter et relâcher les bons muscles. À ce moment précis, le patient peut établir un lien entre son corps et son esprit et sentir qu'il a bien fait les choses. Dr Alex vous demandera d'observer le mouvement sur le moniteur et, en même temps, d'essayer de vous rappeler ce qu'on ressent lorsqu'on contracte ce muscle et de le corriger immédiatement. Le lien entre le corps et l'esprit est établi et le travail commence alors pour renforcer le muscle désiré. Ce type de confirmation physique et mentale permet d'entraîner les muscles du plancher pelvien.

La seule chose à retenir de la thérapie du plancher pelvien est qu'elle se concentre sur la personne dans son ensemble, c'est à dire sur une bonne posture combinée à la protection des articulations, des genoux et à l'identification des muscles du plancher pelvien. La phase finale de la physiothérapie urologique est la rétroaction de l'ordinateur pour établir cette connexion entre l'esprit et les muscles, alors que vous continuez à renforcer les bons muscles. Vous passerez à la marche sur place et deviendrez éventuellement plus fort, meilleur et plus sec. Les patients qui suivent les instructions du médecin verront des résultats.

Il y a de bonnes nouvelles pour ce type d'entraînement. Comme pour tout autre programme d'entraînement, vous pouvez constater les premiers résultats après 6 à 8 semaines. Cependant, si le patient continue à retenir ses pets, fait les exercices prescrits et fait les exercices de Kegel, il peut observer les premiers résultats encore plus rapidement. Les patients, hommes et femmes, obtiennent d'excellents résultats et la plupart d'entre eux sont des personnes âgées et des athlètes. J'ai été très surprise quand j'ai appris que les athlètes sont parmi les patients les plus fréquents du Dr Alex. Il a déclaré que lorsqu'ils font des exercices de haute performance tels que la course, l'haltérophilie ou les squats, ils exercent une pression sur les muscles du plancher pelvien, ce qui peut entraîner une incontinence et éventuellement un dysfonctionnement du plancher pelvien. À ce stade, je voudrais mentionner qu'aucune bonne action ne reste impunie. Il est conseillé aux athlètes d'inclure désormais la rétention des pets dans leur plan d'entraînement.

Mais si vous en faites trop, cela peut entraîner des problèmes. Dr Alex a dit que l'exécution excessive des exercices de Kegel peut causer des problèmes s'ils ne sont pas effectuée correctement. Cela pourrait renforcer les mauvais muscles, ce qui pourrait potentiellement irriter les nerfs de la vessie et causer encore plus de problèmes. Si les muscles du plancher pelvien sont trop tendus, ils peuvent se raccourcir et s'atrophier, ce qui entraîne une augmentation de l'incontinence. Regardons les choses sous cet angle : tout le monde a eu des douleurs musculaires après un bon entraînement ou un week-end de folie. Le lendemain, les muscles sont douloureux et ne réagissent tout simplement pas aussi vite à l'effort physique que pendant une flexion de biceps avec un haltère de 10 livres. Essayez de faire une flexion de biceps avec un haltère de 10 livres en pensant à ce biceps douloureux et dites-moi ce que vous ressentez. Vous pourrez le soulever, mais il sera inconfortable et ne se sentira pas bien, et vous risquez de ne pas le faire jusqu'à la fin. Cela est dû au fait que le biceps est trop serré ou raccourci et ne réagit pas correctement. C'est le même résultat que vous obtiendriez si vous faisiez trop d'exercices de Kegel de manière incorrecte ou si vous aviez une mauvaise posture. Les muscles du plancher pelvien sont trop tendus pour réagir de manière adéquate et ne peuvent pas tenir l'utérus ou la vessie correctement. L'installation sanitaire est soudainement défectueuse et goutte.

La plupart des patients du Dr Alex sont très déprimés et tentent désespérément de retrouver leur qualité de vie. La volonté de coopérer est donc plus que grande. Il est expert dans l'examen des patients et les aide à surmonter leurs problèmes urologiques. La thérapie du plancher pelvien ne traite pas seulement l'incontinence et les fuites, mais peut également soulager les douleurs du plancher pelvien et éviter au patient de devoir aller aux toilettes les plus proches en raison de l'envie soudaine et irrépressible d'uriner. Il donne à ses patients beaucoup de matériel d'information à emporter chez eux, ce qui les aide dans leur régime alimentaire, leur exercice, leur posture et leur attitude face à la vie. La principale raison d'une vessie irritée est le tabagisme. Un changement des habitudes alimentaires peut également aider. Évitez la consommation excessive de café, de jus citriques et d'aliments épicés. Ces simples changements dans votre mode de vie peuvent vous éviter de devoir consulter un physiothérapeute spécialisé en urologie ou un urologue.

23

# LES MILLÉNIAUX INCLUS - LA GÉNÉRATION POURQUOI DOIS-JE FAIRE PIPI TOUT LE TEMPS ?

## *Tirer les leçons du passé pour l'avenir*

Juste pour montrer que d'une manière ou d'une autre je suis toujours impliquée dans l'urologie, où que je sois, j'ai juste une histoire de plus pour éclairer un autre groupe d'adultes. Les milléniaux et/ou la génération Y est la tranche d'âge entre 22 et 37 ans, selon le moment où vous lisez mon livre. Il s'agit de ceux qui sont nés entre 1981 et 1996. Je n'ai pas souvent l'occasion de m'asseoir et de discuter avec une personne de cet âge, mais chaque fois que je le fais, c'est un réel plaisir de découvrir sa vision du monde.

Cette histoire s'est déroulée sur un vol en classe économique de United Airlines entre Miami et Houston à une altitude de 40.000 pieds. J'ai eu l'honneur d'être assise à côté d'un jeune homme charmant qui venait d'Afrique du Sud, vivait en Nouvelle-Zélande et était en route pour l'Australie. M. Ryan Henry, qui était un joueur professionnel de poker en ligne et qui avait 27 ans, était un physiothérapeute formé et agréé qui a quitté son emploi pour devenir un joueur professionnel de poker en ligne. Considérant qu'il a parcouru le monde et vécu sa vie, j'ai retenu mon jugement sur lui, ce qui a été un triomphe pour moi ce jour-là.

Ryan était un jeune homme gentil avec la décence dont une mère pouvait être fière. Il avait les compétences sociales d'un coach de vie. Ryan était positif, ouvert, assertif, mais poli, qui inspirait confiance et avait le contact visuel d'un tireur expérimenté. Ryan a immédiatement entamé la conversation et a fait le mieux du rang 8 de la place couloir après avoir été presque tué par un sac à dos. Nous avons gloussé sur la folie du voyage et avons entamé une conversation agréable.

Ryan m'a demandé ce que je faisais, et après avoir dit que j'étais une épouse et une mère, j'ai fait une pause, et pour la première fois j'ai admis que j'étais maintenant aussi un écrivain. Je ne savais pas si je devais dire quelque chose ou non parce que je savais quelle serait la prochaine question. Et j'avais raison. Il m'a demandé sur quoi j'écrivais. J'ai rassemblé tout mon courage et je lui ai expliqué pourquoi j'écris ce livre et que j'ai déjà commencé à écrire. Ryan semblait vraiment intéressé par le sujet jusqu'au moment où j'ai commencé à me demander ce qui n'allait pas chez lui. Et j'ai vite découvert qu'il y avait en fait quelque chose. Il s'était déjà rendu chez trois urologues pour un problème qu'il avait traité assez ouvertement et n'était pas trop heureux qu'il n'ait pas encore été résolu.

Ryan souffre de ce qu'on appelle une vessie hyperactive. Il doit faire pipi toutes les 20 à 30 minutes environ, ce qui l'empêche à travailler. Ce problème était si grave qu'il a dû demander une aide médicale pour pouvoir continuer à exercer sa profession. J'ai été choquée quand j'ai appris qu'un homme aussi jeune devait faire pipi plus souvent que mon père de 91 ans.

Je lui ai posé une question intelligente, à savoir combien de café il boit. Mais il ne boit pas vraiment de café. J'aurais dû le savoir car il est originaire d'Afrique du Sud et vit en Nouvelle-Zélande. Apparemment, il boit du thé. Il avait éliminé le thé et essayé plusieurs recettes différentes que les urologues lui avaient prescrites. Mais sans succès. À ce moment-là, j'étais convaincu que nous devrions faire un rendez-vous avec le Médecin de la Bite, qui se trouvait endormi sur le siège à côté de moi. J'ai soigneusement réveillé le Médecin de la Bite et je lui ai présenté mon nouvel ami. J'ai pu à nouveau parler à mon mari d'un inconnu et de ses problèmes urologiques. Cette fois-ci, c'était différent car Ryan était si jeune et était déjà allé chez un urologue pour essayer de résoudre son problème. Cela m'a fasciné que Ryan ait un problème urologique qu'il ne pouvait pas résoudre. Cette seule déclaration a suscité l'attention et l'intérêt de mon mari.

Le Médecin de la Bite et Ryan ont commencé leur consultation alors que j'étais assise sur le siège du milieu. J'ai écouté attentivement le jeu des questions et réponses et j'ai pris des notes pour un autre chapitre de mon livre. J'ai été stupéfaite qu'un si jeune homme souffre de ce genre de maladie. C'était clair pour moi qu'il luttait vraiment pour résoudre son problème tout en préservant sa carrière et ses relations personnelles à un si jeune âge. Il y avait en effet un problème car il a révélé absolument tout sur le vol du Boeing 737 en direction de Houston.

Une fois la consultation terminée, mon mari avait donné au Ryan trois médicaments qu'on peut trouver sous le même nom dans d'autres pays et qui résoudraient très probablement le problème du Ryan. Mon mari a également fait comprendre à Ryan qu'il devait réduire son niveau de stress s'il voulait vraiment se détendre et retrouver sa qualité de vie. Ryan n'était pas sûr de la deuxième suggestion, car il gagnait son argent en jouant au poker. C'est un travail très stressant. Ryan a noté les noms des médicaments et nous avons échangé nos adresses e-mail pour pouvoir rester en contact et suivre ses progrès. Il s'avère que l'un des trois médicaments, le Myrbetriq, que le Médecin de la Bite a recommandé, a bien fonctionné pour Ryan et il a signalé qu'il avait réduit sa consommation de thé mais qu'il jouait toujours au poker. Ryan semble être satisfait de son état de santé actuel et cela signifie que j'ai une nouvelle victoire pour le Médecin de la Bite.

J'ai demandé au Médecin de la Bite combien de jeunes il avait traité à cause d'une vessie hyperactive et il m'a assuré qu'il y en avait beaucoup. Il m'a rappelé que même ma nièce de 19 ans souffrait du même problème, et qu'elle devait elle aussi changer son alimentation et réduire son stress. L'alternative était d'aller chez un urologue et de faire une cystoscopie pour voir la cause de ses symptômes car elle devait faire pipi toutes les 20 ou 30 minutes. Dès qu'elle a réalisé qu'ils allaient mettre un appareil photo dans son méat urétral, ou urètre, comme mon mari aime l'appeler, elle a rapidement décidé d'intensifier son yoga et sa méditation et de lutter contre son addiction au thé glacé. La combinaison de la réduction du stress et de l'élimination des « irritants de la vessie » tels que le thé a résolu son problème presque immédiatement. Il faut se rappeler qu'elle n'avait que 19 ans. Apparemment, il existe très peu d'études portant spécifiquement sur la relation entre le stress mental quotidien et le besoin d'uriner toutes les 20 minutes environ. Mais si vous jetez un coup d'œil dans la salle d'attente du cabinet d'urologie local, vous remarquerez que les jeunes n'aident pas seulement à emmener grand-mère et grand-père chez le médecin.

De toute évidence, l'attention semble être beaucoup plus concentré sur la génération Y que sur ses prédécesseurs. Les facteurs de stress psychologique quotidiens et la vessie hyperactive sont évidents dans « La génération Pourquoi Dois-je Faire Pipi Tout Le Temps ?». Pensez à la santé des jeunes adultes de 20 et 30 ans en général. Ce sont les années où vous devriez vivre la vie et être capable de retenir votre pipi même si vous avez bu 10 bières un samedi soir et que vous êtes prêt pour l'action, si vous voyez ce que je veux dire.

# 24

# LES VASECTOMIES ET LE BÉBÉ IMPRÉVU

*Il faut de la force pour connaître ses limites*

Avec un plan bien conçu, les choses peuvent mal tourner. Si un homme est assez courageux pour sauter d'une falaise, on ne lui chuchote pas à l'oreille, juste avant qu'il ne saute, qu'on espère que son parachute va s'ouvrir. Bien que cela semble un peu dramatique, le sentiment est toujours le même lorsque vous parlez d'une vasectomie qui n'a pas fonctionné. Ou peut-être que si ?

C'est à ce moment que vous devez vraiment être attentif, car le médecin vous a dit tout ce que vous deviez savoir, mais vous ne l'avez pas écouté.

Si cette erreur se produit, la probabilité d'un « bébé imprevu » est très élevée. Ce terme n'est pas inconnu. Chaque couple peut hésiter légèrement à l'idée d'avoir un deuxième enfant, ou baisser la tête s'il est convaincu d'avoir terminé son planning familial. Ce n'est pas que nous n'aimons pas les bébés, mais nous avons atteint un point dans notre vie où nous savons que nous ne pouvons pas nous occuper d'un autre. Par conséquent, un homme envisagerait consciemment la possibilité de rassembler son courage pour sauter de la falaise et subir une vasectomie. A l'idée d'un autre bébé, tous les hommes sont prêts à faire ça. Parfois, si l'homme n'est pas assez courageux pour sauter, sa femme le poussera simplement de la falaise et c'est tout. Elle ne veut pas avoir un autre bébé et c'est une décision finale.

Alors pourquoi une vasectomie ne fonctionnerait-elle pas ? C'est là qu'écouter le médecin fait vraiment la différence, car l'une des instructions les plus importantes lors de la consultation est donnée de manière claire et précise : la forme de contraception que vous utilisez actuellement DOIT continuer à être utilisée jusqu'à ce que le médecin donne son accord et dise que vous êtes officiellement infertile ! Cela peut sembler inutile ou quelque chose que le bon sens vous dit de toute façon, mais vous seriez choqué d'apprendre que certains patients ne comprennent pas le moment précis et l'examen minutieux nécessaires pour éviter un bébé imprevu.

En ce qui concerne l'anatomie de l'homme, son sac magique, appelé les testicules, dans lequel naissent tous les spermatozoïdes, est relié à la prostate et à la vésicule séminale par un tube, également appelé le canal déférent. Ce long tube est ce que l'urologue va couper pour enlever une section et ainsi rendre l'homme infertile. Après une vasectomie, les spermatozoïdes de la vésicule séminale et de la prostate peuvent survivre jusqu'à 6 semaines et 10 à 15 éjaculations respectivement. Cela signifie que tous les spermatozoïdes qui se trouvaient près de la sortie avant la vasectomie sont encore vivants et sont considérés comme armés et dangereux et prêts à créer les bébés imprévus. Je suis sûre que j'ai maintenant toute votre attention.

C'est comme ça que l'installation sanitaire fonctionne quand il s'agit de sperme dont vous étiez autrefois si fier et dont vous et votre partenaire avez maintenant très probablement peur.

L'homme a un scrotum et c'est celui qui pend si joliment derrière le pénis. Ce sac magique contient les testicules. Les testicules sont de petits organes de la taille d'une noix. C'était la partie facile. Passons maintenant à l'installation sanitaire qui a fourni le sperme autrefois glorifié.

L'installation sanitaire du sperme d'un homme fonctionne presque exactement comme la pompe d'une station-service où vous.

L'installation sanitaire pour le sperme fonctionne presque exactement comme la pompe d'une station-service où vous mettez l'essence dans votre Harley Davidson. Oh, j'oubliais, vous l'avez abandonné quand vous avez eu le premier bébé. Néanmoins, le sperme agit comme un carburant qui part des réservoirs souterrains de la station-service, remonte par la pompe à essence où il prend tout votre argent, puis l'envoie dans le tuyau de gaz prêt à être livré dans votre véhicule lorsque vous serrez la poignée et le laissez couler par le pistolet.

Le sperme est produit dans les testicules, tout comme le carburant dans les réservoirs souterrains de votre station-service locale. Le carburant doit arriver au pistolet de la pompe à essence, tout comme le sperme doit être pompé du méat urétral. Pour que cela fonctionne, les spermatozoïdes doivent être catapulter vers le haut à travers le canal déférent, qui ressemble à un spaghetti fin, comme les tubes catapultent le gaz du réservoir à travers le pistolet dans votre voiture. Les spermatozoïdes se déplacent à peu près de la même manière que le gaz, à la seule différence qu'ils sont la cible. Les deux conduisent à la mort en cas d'utilisation inappropriée.

Le canal déférent est le petit tube qui est coupé lors d'une vasectomie, et des deux côtés de la séparation se trouvent les spermatozoïdes.

Les spermatozoïdes remontent des testicules, traversent le canal déférent, passent par la vésicule séminale et atteignent la prostate. La vésicule séminale n'est qu'un joli nom pour deux petites glandes qui produisent et stockent la plupart des substances humides qui composent le sperme. Cette substance humide enrobe le sperme d'un type de glucose qui renforce le sperme et augmente les chances de le livrer avec succès à sa destination prévue, tout comme les Drew Brees de l'équipe de football américain des New Orleans Saints augmenteraient leurs chances de marquer un but gagnant. Les deux réussiront !

Si vous n'êtes pas un fan de football américain vous comprendrez peut-être un peu mieux l'analogie suivante. On peut imaginer la vésicule séminale et la prostate comme une station de recharge de voiturettes de golf où on recharge sa voiturette électrique pendant la nuit pour qu'elle soit prête pour la partie de golf du vendredi. Les spermatozoïdes sont maintenant tous alimentés par leur glucose et nombreux grâce aux liquides que la prostate produit pour aider à créer plus de sperme. C'est probablement de là que vient le terme « les grosses couilles ». À un moment donné, il doit y avoir une explosion pour soulager la pression qui s'accumule dans la prostate et ailleurs. Lorsqu'un homme est prêt à éjaculer, le sperme et la semence migrent ensemble dans l'urètre et sortent par le méat urétral.

Voici quelque chose pour vous faire rire : la prostate et la vésicule séminale transportent des spermatozoïdes supplémentaires pour protéger les spermatozoïdes, augmentant ainsi leurs chances de survie. C'est ce qu'on appelle alors le paradis sur terre, ou dans le langage courant, la liberté.

Vous pouvez donc maintenant comprendre que le canal déférent fonctionne comme un siphon. Il remonte du testicule, passe la vésicule séminale, traverse la prostate et descend l'urètre jusqu'à une sortie intéressante, le méat urétral. Le canal déférent et l'urètre portent le sperme tout comme un athlète porterait son bâton dans une course de relais de 400 mètres pour gagner la médaille d'or.

La partie la plus importante de toute cette conversation sur les vasectomies est le fait que vous devez comprendre que vous avez suffisamment de gaz dans le tube ou de spermatozoïdes dans le canal déférent et la prostate. En moyenne, les spermatozoïdes peuvent survivre pendant environ 6 semaines ou 10 à 15 éjaculations. Il le faut absolument comprendre. C'est pourquoi le médecin vous a dit d'utiliser un moyen de contraception jusqu'à ce qu'il confirme votre infertilité par un examen microscopique de votre échantillon de sperme, où les petits nageurs ne peuvent pas se cacher. Il suffit d'un seul spermatozoïde pour franchir la ligne d'arrivée. Cela donne au terme « bébé imprévu » un sens complètement différent.

Si vous ne le comprenez toujours pas, je vais le dire autrement. Imaginons le sperme comme carburant. Vous savez que lorsque vous mettez l'essence dans la voiture ou dans la moto, il reste toujours un peu d'essence dans le tuyau. Presque tout le monde a fait tomber de l'essence à côté de sa voiture ou sur sa moto avant ou après le ravitaillement. Vous savez que dans ce tube, il reste d'essence pour la prochaine voiture ou moto, et pour la suivante et celle d'après. Le sperme n'est rien d'autre que l'essence dans ce tube APRÈS UNE VASECTOMIE. Je suis sûre que vous commencez à comprendre pourquoi les bébés imprévus sont plus fréquents que vous le pensez.

Vous souvenez-vous combien il est important d'écouter les instructions de votre médecin avant de subir une vasectomie ? Le médecin doit d'abord vous déclarer infertile avant que vous puissiez être sûr que votre tube à essence ne contient plus de spermatozoïdes vivants.

Maintenant, vous vous demandez probablement comment on fait une vasectomie. Une vasectomie consiste à retirer une section de tube et à en souder les deux extrémités. L'urologue coupe et retire une partie du canal déférent sous la prostate et directement au-dessus des testicules, cautérise et lie les deux extrémités du canal déférent pour empêcher les spermatozoïdes de quitter à nouveau les testicules. Cela se fait par une très petite incision dans le scrotum et ne nécessite que 2 ou 3 points de suture pour recoudre le tout. Un bon urologue peut effectuer cette procédure en 15 minutes environ. Vous ne vous rendrez pas compte du temps que cela a pris car on vous donnera des pilules magiques qui vous feront oublier tout ce qui se passe autour de vous.

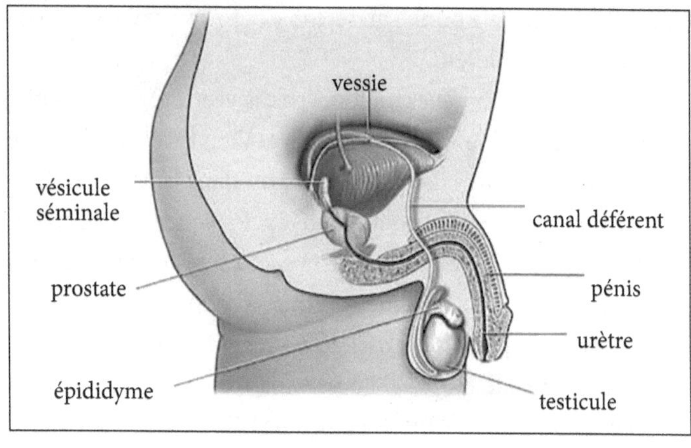


http://medicalterms.info/anatomy/Male-Reproductive-System/

Maintenant que vous comprenez comment fonctionne l'installation sanitaire, examinons les risques associés à une vasectomie. Ce n'est pas comparable au fait de sauter d'une falaise. C'est beaucoup plus sûr et les risques associés sont faibles, le pire étant l'hémorragie.

Il existe d'autres risques, mais ils ne se produisent pas aussi fréquemment. On peut avoir des douleurs qui persistent après l'opération ainsi qu'une inflammation qui fait du port de sous-vêtements une expérience désagréable. Des saignements et des ecchymoses peuvent se produire et, dans de rares cas, le canal spermatique peut se rattacher après que l'urologue a coupé ce fichu truc, l'a attaché et l'a cautérisé. À ce stade, beaucoup d'entre vous préféreraient sauter d'une falaise. Mais ne vous inquiétez pas, cela arrive très rarement, et si cela vous dérange vraiment, retournez chez votre urologue et testez votre sperme régulièrement pour vous calmer.

25

# LES CALCULS RÉNAUX SONT IMPITOYABLES

## *Seulement les courageux demandent de l'aide*

Ceux qui ont déjà été en contact avec le sujet des calculs rénaux ou qui en ont même fait l'expérience directe sont maintenant susceptibles de grimacer. Les calculs rénaux sont indépendants du sexe. Ces formations vicieuses ont déjà mis à genoux les hommes et les femmes les plus courageux, et je peux le prouver. Vous pouvez commencer par demander à n'importe quelle femme qui a donné naissance à un bébé et qui a eu un calcul rénal, et vous faire expliquer la différence dramatique entre les deux. Toute femme qui a vécu cela dira que la douleur causée par un calcul rénal est beaucoup plus grande que pendant l'accouchement.

Mon mari a eu la gentillesse de raconter une histoire de calculs rénaux pendant son service militaire, lorsqu'il a servi notre pays en tant qu'urologue. Il n'a jamais été autorisé à partager ses aventures avec moi, mais dans ce cas, il n'a même pas été obligé de le faire. Cette histoire s'est déroulée au même endroit où il était stationné. Aucun nom n'est mentionné, car heureusement il ne se souvient pas de leurs noms. Cette histoire concerne trois hommes qui ont servi dans les forces spéciales. Ces gars étaient les plus courageux. Cela ne décrit toujours pas à quel point ces gars étaient courageux, alors je vais prendre un peu de temps pour démontrer leur courage pour survivre à la douleur d'un calcul rénal.

Mon mari était le médecin de cette équipe particulière des forces spéciales et ils aimaient apparemment le fait qu'il était un urologue. Quel gars n'apprécierait pas cela ? La raison principale pour laquelle mon mari était si populaire dans les forces spéciales était que la plupart des gars voulaient subir une vasectomie.

Apparemment, les vasectomies sont une grande chose dans l'armée. Si grande en fait, que cet hôpital militaire a donné un surnom à un jour particulier de la semaine où cette production massive de vasectomies avait lieu. Il a été surnommé « le vendredi de la vasectomie ». Ces vendredis-là, on pratiquait autant de vasectomies que nécessaire. Bien sûr, en tant qu'épouse du Médecin de la Bite, j'ai dû demander pourquoi les vasectomies ont été pratiquées le vendredi. Le Médecin de la Bite m'a regardé comme si c'était une question incroyablement stupide. La réponse était que le patient pouvait avoir les testicules inactifs pendant 2 jours et retourner au travail le lundi si une vasectomie était pratiquée le vendredi. Qui aurait cru que les vasectomies étaient si faciles ? Apparemment, le Médecin de la Bite peut effectuer une vasectomie en 15 minutes seulement. Imaginez maintenant combien de soldats peuvent subir une vasectomie un vendredi et multipliez cela par 4 urologues dans un hôpital militaire !

Un jour, le Médecin de la Bite est à l'hôpital militaire et trois gars des forces spéciales se présentent ensemble pour lui parler de choses non pertinentes et lui poser une question. Ces trois gars des forces spéciales voulaient être stérilisés. Bien sûr, le Médecin de la Bite était plus qu'heureux d'aider ses copains et a pris rendez-vous pour ces 3 soldats le prochain « vendredi de la vasectomie ».

Les 3 soldats se présentent le vendredi suivant et disent au Médecin de la Bite qu'ils ont fait un pari entre eux. Bien sûr, le Médecin de la Bite était fasciné et a demandé quelle était l'enjeu. Les 3 soldats lui expliquent que le but était de voir lequel d'entre eux pouvait maintenir son rythme cardiaque le plus bas lors d'une vasectomie sans anesthésie. Le Médecin de la Bite a répondu littéralement : « Vous êtes tellement défoncé et complètement fou, et non, je ne vais pas faire ça ». Les gars ont dit au Médecin de la Bite qu'ils avaient déjà réglé cette question avec leur commandant. Bien sûr, le Médecin de la Bite ne les a pas crus, alors il a appelé le commandant de la clinique pendant que les soldats écoutaient. Il se trouve que le commandant était également un colonel, donc ce n'était pas un appel téléphonique normal.

Le Médecin de la Bite a parlé au colonel et lui a expliqué que 3 de ses garçons des forces spéciales étaient à la clinique pour une vasectomie. Il dit aussi au colonel que tous les trois voulaient que les vasectomies soient effectuées sans anesthésie. Le colonel interrompt le Médecin de la Bite et dit : « Oui, ils m'en ont parlé et ils veulent que cela fasse partie de leur formation pour voir à quel point ils sont disciplinés ». Bien sûr, le Médecin de la Bite voulait répondre, mais comme il s'agissait d'un colonel à l'autre bout, la seule réponse était « Merci, monsieur ».

Le Médecin de la Bite retourne dans la salle d'examen et commence la vasectomie sur les soldats. Les fréquences cardiaques ont été connectées à un moniteur et documentées.

Les trois gars ont réussi leur mission de subir une vasectomie sans aucune anesthésie.

La meilleure fréquence qui a pu être obtenue pendant la vasectomie chez ces trois soldats était de 39 battements par minute. Les deux autres soldats ont terminé avec une fréquence de 42 et 43 battements par minute. Le Médecin de la Bite est tellement euphorique lorsqu'il me raconte cette histoire pour la 19ème fois qu'il se sent obligé de décrire exactement ce qui se passe lors d'une vasectomie.

Le Médecin de la Bite doit faire une incision dans le scrotum, cautériser la sonde que produit le bébé et ensuite recoudre le scrotum. Aïe ! N'oubliez pas que nous comparons cela aux calculs rénaux. Tout cela s'est passé sans aucune anesthésie et chacun de ces gars de l'unité spéciale a maintenu son rythme cardiaque plus bas que celui d'un coureur olympique. Le gagnant ayant le rythme cardiaque le plus bas a reçu un pack de 6 bières de ses coéquipiers et bien sûr le droit de se vanter. Bien sûr, le Médecin de la Bite était si enthousiaste après tout cet événement qu'il a insisté pour payer lui-même le pack de 6 bières et les a rejoints dans le bar local juste en face de la poste. Il leur a acheté une bière et les a fait boire. Il a été honoré d'être leur chauffeur désigné et les a ramenés à la base en toute sécurité et sans plus de magie de bébé dans leurs installations sanitaires. C'était un super « vendredi de la vasectomie » !

Alors, passons maintenant au cœur de l'histoire sur ces gars courageux des forces spéciales. Qui est le soldat qui a gagné le concours ? Il était le plus fort et le plus courageux que mon mari n'ait jamais rencontré pendant son service militaire. Mais l'histoire ne s'arrête pas là. N'oubliez pas que nous parlons de calculs rénaux, cette maladie urologique qui est impitoyable et qui n'a aucune idée de ce qu'est un soldat des forces spéciales.

Environ un mois plus tard, après le fameux vendredi de vasectomie avec les 3 soldats des forces spéciales, le gagnant du concours, « Mr. 39 battements par minute », se présente pour l'entraînement du matin, où tout le monde, y compris le Médecin de la Bite, est présent chaque jour. Ce jour-là, le gagnant du concours de vasectomie est par terre pendant l'entraînement, pleurant comme un bébé et rampant avec une douleur insupportable en essayant de passer à travers l'entraînement. C'est le même gars qui n'a pas eu besoin d'anesthésie pour sa vasectomie.

Ce mec courageux a eu un calcul rénal. Il a dit au Médecin de la Bite qu'il voulait mourir. Le Médecin de la Bite a immédiatement su qu'il s'agissait d'un calcul rénal, car c'est la réaction typique lorsqu'ils apparaissent. Voir le gagnant du concours du vendredi de la vasectomie se rouler par terre pendant l'entraînement du matin et pleurer comme un bébé devant ses coéquipiers était un signe clair pour tous qu'il souffrait. Personne ne doutait pas de la douleur que cet homme courageux sentait.

Le calcul rénal ne pouvait pas être excrété parce qu'il était plus grand que 5 mm et le Médecin de la Bite a finalement dû l'enlever en utilisant une procédure appelée lithotripsie. Il s'agit d'une procédure qui utilise des ondes sonores à l'intérieur du rein pour briser le calcul en fragments afin qu'il puisse être excrété. Après la lithotripsie, les fragments de pierre ont été retirés et le Médecin de la Bite les a présentés au mec méchant pour lui montrer ce qui l'avait tant contrarié. Le soldat a vu que son ennemi était dans son propre corps et a été choqué de voir à quel point les fragments de pierre étaient petits. Les fragments ont été envoyés au service de pathologie pour déterminer le type de pierre enlevée afin de pouvoir procéder à de futurs traitements si nécessaire.

Les calculs rénaux peuvent être provoqués par différents facteurs tels que la déshydratation, qui est la cause la plus courante. Il y a d'autres raisons comme les médicaments, l'obésité, le régime alimentaire et l'ADN. Il y a un mythe selon lequel les produits laitiers peuvent causer des calculs rénaux, mais cela n'est vrai que si votre intestin absorbe plus de calcium que celui d'une personne ordinaire. La grande majorité des calculs rénaux ne sont pas causés par les produits laitiers dans l'alimentation, sinon par la déshydratation. Oui, c'est aussi simple que ça. Si quelqu'un vous dit de boire plus d'eau, ce n'est pas une blague. Buvez suffisamment d'eau chaque jour ou vous vivrez ce que le soldat des forces spéciales a dû subir. En plus, c'était un homme courageux !

De toute évidence, la première fois qu'il a un calcul rénal, le patient n'est généralement pas sûr de ce qui lui arrive. Cependant, le patient, qui a déjà eu à faire face à ce genre de situation dans le passé, sait exactement ce qui lui arrive et prend le téléphone en panique et compose le numéro de l'urologue. Ou bien il court directement aux urgences pour se faire prescrire des analgésiques parce qu'il est sûr de ce qui va arriver, et c'est pire qu'un appel de la direction générale des Finances publiques.

Il y a des différents types de calculs rénaux dont on peut parler, mais pour simplifier et pour avoir une compréhension basique de ce que c'est et de la façon de le traiter, je me concentrerai sur les deux catégories de calculs rénaux qui, selon mon mari, sont courantes. Il est inutile d'entrer dans les détails alors qu'il y a plus de 21.000 urologues sur la terre. De plus, je ne suis pas médecin, juste l'épouse sexy. Après tout ce que j'ai entendu dire, le plus important est que vous sachiez que les calculs rénaux font un mal de chien et que vous pensez être très proche de la mort.

Mais voici une petite gâterie pour les esprits curieux parmi vous. La première catégorie de calculs rénaux est un calcul à base de calcium et c'est celui qui est le plus souvent enlevé. La deuxième catégorie de calculs rénaux est un calcul à base d'acide urique, qui se produit plus souvent chez les hommes. Cela suffit pour l'instant. Si vous voulez en savoir plus, consultez votre urologue.

26

# LE MÉDECIN DE LA BITE DEVIENT LE PATIENT

## *La réalité est parfois nécessaire*

Vous pouvez deviner que l'homme barbu rattraperait l'ego du Médecin de la Bite et sa croyance que tous ses muscles ont encore 26 ans. Le dévouement et le travail acharné au club de fitness, combinés à un amour enthousiaste des compétitions de tir, ont provoqué une épaule disloquée. Oui, le Médecin de la Bite avait été temporairement mise hors-service dans tous les sens du terme. C'est le moment où l'épouse respire profondément et essaie de répondre à toutes les demandes et souhaits du Médecin de la Bite avec patience, gentillesse et attention pour ne pas aggraver les choses.

Après l'opération, il était nécessaire que le Médecin de la Bite se remette pendant le processus de guérison des effets de l'anesthésie qui lui avait été administrée pendant l'opération. Tous ceux d'entre vous qui ont subi une opération majeure savent qu'il faut quelques jours pour que votre corps soit complètement débarrassé de ces puissants médicaments. C'est que à ce moment-là que vous sentez que toutes les choses sont normaux. En ce qui me concerne, je savais que mon mari n'était pas à 100% en bonne santé et je pouvais voir qu'il était un peu brumeux et lent pendant quelques jours après l'opération. Comme je ne suis pas médecin, j'ai juste pensé que c'était peut-être une combinaison entre l'anesthésie et les analgésiques qui nous ont été donnés à l'hôpital. Quoi qu'il en soit, mon mari a été l'artiste solo pendant les jours suivants, car il n'était pas seulement le patient, mais il essayait toujours d'être le médecin.

L'histoire est devenue drôle lorsque mon mari a commencé à prêter une attention particulière à son incapacité temporaire à faire pipi comme une rock star. Je sais que je ne devrais pas me moquer de mon mari quand il essaie de faire pipi, mais c'est le seul homme sur la planète, à ma connaissance, qui examinerait complètement son incapacité à faire pipi après une opération aussi importante qu'une opération de l'épaule. Après avoir quitté la salle de bains, mon mari s'est adressé à moi avec une expression choquée. Il était tout simplement perplexe devant les difficultés qu'il venait de rencontrer en faisant pipi. Mon mari a décrit son défi avec tant de détails que je pouvais l'imaginer très bien. Alors que j'étais là, essayant d'écouter mon mari avec beaucoup de compassion et d'intérêt, je me suis dit : « Dois-je vraiment écouter ça maintenant ? » Mon mari a décrit quelque chose que presque tous les hommes ont vécu, mais il n'a probablement jamais pris le temps de le démonter pour décrire exactement pourquoi son jet d'urine n'a pas coopéré après l'opération. Eh bien, on y va..

Le Médecin de la Bite a essayé de faire pipi après l'opération et a remarqué que son jet d'urine avait considérablement ralenti. Il avait également le sentiment de ne jamais pouvoir vider complètement sa vessie. Il se levait aussi chaque heure pour faire pipi, mais n'y parvenait jamais complètement. Il craignait d'être affecté par ce qu'on appelle la rétention urinaire. Aucune autre personne ne l'aurait peur, car si ça ne vous jamais arrivé, vous n'avez aucune idée que la vessie peut simplement cesser de fonctionner correctement. C'est le cas lorsque vous ne pouvez plus vider complètement votre vessie et qu'un cathéter doit être inséré pour évacuer toute l'urine. Je suis sûre que j'ai maintenant toute votre attention, et ceux d'entre vous qui ont vécu ces expériences après l'opération peuvent maintenant comprendre pourquoi vous ne pouviez pas faire pipi.

Eh bien, en tant qu'épouse aimante du Médecin de la Bite, je dois m'asseoir là avec un visage sérieux et écouter avec intérêt le problème de son jet d'urine. Il l'a décrit avec tant de passion et de méticulosité, comment pourrais-je être désintéressée ? Le Médecin de la Bite m'a révélé sa solution pour améliorer son état actuel et a décidé qu'il augmenterait la dose quotidienne de Tadalafil, qui s'appelait autrefois Cialis. Imaginez le choc lorsque j'ai appris qu'il prenait ses pilules pas seulement pour avoir une érection. Je ne savais pas que le Tadalafil aidait aussi la prostate en cas de problèmes de vessie. Cette pilule magique était certainement plus puissante que je ne l'avais jamais réalisé. Si elle provoque une érection et peut vider la vessie, que nous réserve encore cette fantastique pilule ?

Le Médecin de la Bite a pris un analgésique pour la douleur post-opératoire. Il le connait très bien, puisqu'il prescrivait les mêmes analgésiques à tous ses patients. Le Médecin de la Bite n'avait jamais parlé en même temps sur le concept de fonction de la prostate et la récupération post-opératoire après l'anesthésie et les analgésiques. Il n'avait jamais vraiment pensé au fait que la prostate avait été endommagée après l'opération et que l' installation sanitaire ne se vidaient pas à cause des médicaments anesthésiants qui sont introduits dans le système. Après tout, c'était normal d'obtenir une anesthésie lors d'une opération aussi complexe et de rentrer ensuite chez soi avec une ordonnance d'analgésiques suffisante pour 3 jours afin de pouvoir supporter les pires douleurs. Il s'est avéré que son opération de l'épaule était aussi mauvaise que les grandes opérations que mon mari faisait régulièrement.

Le Médecin de la Bite a été surpris d'apprendre que le fait qu'il soit celui qui se trouve sur la table d'opération a provoqué un ralentissement de son jet d'urine. Eh bien, pour un homme à la fin de la cinquantaine qui se débat déjà avec une prostate têtue qui refuse de laisser passer une goutte de liquide tant qu'elle n'est pas complètement rétablie, les problèmes de faire pipi après l'opération le frappent comme un coup de poing au visage. Lorsque sa prostate a finalement décidé de coopérer et de libérer l'urine, qui a reflué jusqu'à causer des douleurs à l'estomac, son urine a résonné comme un lourd caillou rebondissant lentement sur l'eau d'un très grand étang. Même le Médecin de la Bite a été stupéfait de ce qui s'est passé dans la salle de bain. Bien sûr, je n'ai pas eu la patience de rester à côté de la porte et écouter son jet d'urine et d'attendre le bruit d'une pierre lourde et sautillante et d'écouter les grognements qui ont suivi. J'ai astucieusement trouvé quelque chose pour m'occuper dans l'autre chambre pendant que le Médecin de la Bite faisait son expriment, en essayant de trouver une solution pour pouvoir à nouveau faire pipi correctement, mais qui n'était pas l'utilisation d'un cathéter. Je suis vraiment contente de ne pas écrire un chapitre sur l'auto-cathétérisme parce que je n'ai pas encore le courage de m'occuper de ce problème.

Lorsque le Tadalafil a commencé à agir dans les 24 heures suivantes, le Médecin de la Bite m'a parlé du changement radical de son flux urinaire. J'ai écouté une leçon entière sur le fait que le Tadalafil est le seul stimulant érectile qui peut être utilisé pour traiter les problèmes de miction. Je pense qu'il essayait juste de justifier son utilisation d'un stimulant érectile et que c'est peut-être la raison pour laquelle il était dans la maison depuis le début. Je ne me plains pas, pas du tout. Le Médecin de la Bite a poursuivi en disant que la dose qui l'aide à faire pipi n'est que de 5 mg. Cela ne m'a rien dit jusqu'à ce qu'il m'explique qu'il avait besoin de 20 mg du même médicament pour avoir une érection. Qui pourrait savoir tout cela ? Ce n'est qu'une partie de ma vie secrète en tant qu'épouse du Médecin de la Bite. C'est ici que j'ai essayé de me rappeler avec quel type d'opération tout a commencé. J'étais sûr que c'était une simple opération de l'épaule, mais j'ai commencé à croire qu'il pouvait s'agir d'une opération urologique. Je pensais qu'il se faisait soigner l'épaule au lieu d'une dysfonctionnement de la prostate et qu'il trouvait des moyens de le réparer. J'espère que les gens de Tadalafil liront mon livre, car je viens de donner à vos représentants pharmaceutiques une toute nouvelle idée pour vendre Tadalafil.

Le Médecin de la Bite ne s'arrête pas là. Il y a des autres informations sur l'envie d'uriner après une chirurgie majeure où on utilise l'anesthésie. Il s'avère que mon mari a essayé un autre type de ses prescriptions pour soulager ses symptômes urinaires et est arrivé à la conclusion que le médicament Flomax pour la prostate qui lui avait été prescrit n'avait pas fonctionné pour lui pendant cette période de convalescence post-opératoire. Pour le Médecin de la Bite lui-même, Flomax a non seulement fait que son zizi goutte, mais il a aussi fait baisser sa pression sanguine. Probablement parce qu'il restait allongé pour se recupérer de l'opération au lieu de se stresser au travail et de se préparer pour chaque patient.

L'hypertension artérielle de mon mari n'est qu'une autre maladie liée à l'âge qui, si Dieu le veut, disparaîtra lorsqu'il prendra sa retraite. Le Médecin de la Bite a alors essayé la Silodosine, un autre type de pilule pour faire sortir l'urine, qui ne l'a pas aidé non plus après l'opération. J'en ai appris plus sur la prostate et l'urine pendant l'opération de l'épaule qu'à tout autre moment. La plupart de ces questions ont été abordées au cours des premiers jours lors du petit déjeuner au IHOP. Le Médecin de la Bite m'a donné un journal intime sur ses résultats pharmaceutiques avec chaque pilule, et tout cela à cause d'une opération de l'épaule. Je n'ai toujours pas compris comment ces sujets s'articulent entre eux, mais je suppose que chez nous, c'est tout à fait normal. J'admire la façon dont mon mari a trouvé un moyen de s'enthousiasmer pour son flux urinaire alors qu'il était au chômage. Cela lui a permis d'être détective et scientifique au même temps. Qui aurait cru que la prostate serait un tel problème pour un homme qui a subi une opération de l'épaule ?

L'essentiel, non seulement pour le Médecin de la Bite, mais aussi pour tout homme qui doit subir une chirurgie majeure nécessitant une anesthésie et/ou des analgésiques, est de savoir que vous pouvez avoir des difficultés à faire pipi dès votre retour de l'hôpital. Ces nouvelles découvertes ont motivé le Médecin de la Bite à mieux s'enquérir de l'urine de son patient après l'opération et à répondre aux questions pendant les premiers jours à la maison.

Quant au Médecin de la Bite, il s'est assuré de prendre son Tadalafil (Cialis) en faible dose chaque jour pendant la convalescence, comme recommandé. Il s'avère que le Tadalafil est approuvé pour le traitement de l'hyperplasie bénigne de la prostate (HBP) ou d'une prostate malade. N'oubliez pas de rester à proximité du numéro de téléphone de votre urologue au cas où vous auriez les mêmes problèmes post-opératoires. Ces informations vous sauveront la mise et vous aideront à uriner et à vider votre vessie même après l'opération !

27

# GLOBETROTTING – UN SOUVENIR DE LA VESSIE

## *Les révélations intimes sont une bénédiction pour les autres*

Maintenant que nous savons presque tout sur le fonctionnement de l'installation sanitaire masculine et féminine, j'ai pensé qu'il serait assez amusant d'entendre une histoire sur les choses qui sont cachées à son intérieur. Cette histoire a été l'une des expériences les plus passionnantes de mon mari dans sa profession d'urologue, car quelque chose qu'il avait vu une fois sur une diapositive pendant ses études de médecine était en fait directement en face de nous. Nous avons les meilleurs voisins du monde, et nous les rencontrions à la boîte aux lettres presque tous les jours. A mon avis ce sont les gens le plus gentilles qui existent sur cette planète. Quels que soient leurs besoins, nous sommes là pour les aider.

Nos voisins avaient fait un voyage inoubliable en Espagne et ont pu retourner à leurs racines familiales et prendre une pause bien nécessaire de leur travail. Ils ont passé environ deux semaines en Espagne et tout s'est bien passé. Cette histoire va vous époustoufler. Elle les a également époustouflé et quant au Médecin de la Bite, il était absolument fasciné par les découvertes !

Environ 3 ans après son voyage en Espagne, notre voisine Sandy faisait juste ses affaires et tout allait bien jusqu'à le moment où il y a du sang rouge vif dans son pipi. Bien sûr, elle m'a appelé immédiatement pour essayer de joindre le Médecin de la Bite par « la porte dérobée « et bien sûr je lui ai permis de le faire. Sandy a immédiatement attiré l'attention du Médecin de la Bite et a commencé à décrire son problème de sang rouge vif lorsqu'elle faisait pipi après une course de quatre miles. Tous les examens urologiques habituels ont été effectués, y compris une cystoscopie. C'est alors qu'ils plantent un petit appareil photo dans l'urètre, ou le méat urétral, et qu'ils regardent à l'intérieur de la vessie. Le Médecin de la Bite a immédiatement reconnu une tache bénigne, de la taille d'une tête d'épingle, sur la paroi de la vessie. Le Médecin de la Bite l'a brûlé en conséquence, et elle pensait que c'était suffisant.

Quelques semaines plus tard, le même scénario s'est répété, avec un sang rouge clair détecté après la même course de quatre miles et les symptômes s'atténuant immédiatement. Deux heures plus tard, Sandy est allée rendre visite à sa mère dans leur ancienne maison de 60 ans (avec une vieille installation sanitaire). Bien sûr, Sandy avait besoin de faire pipi après le voyage et après avoir uriné, elle a observé quelque chose dans les toilettes. Sandy s'attendait au sang fort, mais comme l'urine était claire, ça lui permettait de repérer très facilement les deux vers qui bougeaient dans l'eau ! Un ver semblait avoir la forme d'un arc et l'autre la forme d'une flèche. Ces formes étaient évidemment la preuve que l'un était masculin et l'autre féminin. C'était évident qu'ils étaient en train de faire des bébés vers dans la vessie de Sandy.

Ne sachant pas si les vers provenaient de l'installation sanitaire de la maison ou de la sienne, elle est allée pêcher dans les toilettes et a sorti avec la louche de cuisine les deux vers pour les jeter dans un pot de cornichons que sa mère avait laissé pendant des années. Lorsque Sandy est rentrée chez elle, elle a immédiatement appelé le Médecin de la Bite, qui était en vacances et se reposait dignement à Miami un dimanche après-midi. Grâce à la technologie, Sandy a pu envoyer immédiatement une vidéo et une photo au Médecin de la Bite à Miami afin qu'il puisse observer les vers vivants dans leur nouveau pot de cornichons.

Lorsque mon mari a reçu les photos et la vidéo, il était visiblement nerveux et savait exactement ce qu'il regardait. J'ai entendu le dire : « Putain ! » Bien sûr, j'étais curieuse et je voulais savoir ce qu'il regardait et il m'a immédiatement répondu qu'il s'agissait d'un parasite rare appelé Schistosoma haematobium. Il ne pouvait pas croire qu'il avait été témoin d'un spécimen vivant de ce parasite rare.

Ce parasite se trouve le plus souvent dans le plexus veineux de la vessie, ou ce que nous appelons la paroi de la vessie, et n'est généralement présent qu'en Afrique ou au Moyen-Orient. Ils pondent des œufs dans la paroi de la vessie qui y reste pendant plusieurs années. Lorsqu'ils sont prêts à éclore, ils irritent la paroi de la vessie, ce qui provoque la présence de sang rouge vif dans l'urine. Il s'avère également que l'exercice physique peut perturber les œufs sur la paroi de la vessie, ce qui expliquerait pourquoi Sandy avait du sang rouge vif dans son pipi quand elle bougeait beaucoup.

Le Médecin de la Bite a orienté Sandy vers un médecin spécialisé dans les maladies infectieuses qui était tout aussi fasciné par les spécimens vivants ! En observant les deux vers que Sandy portait dans son pot de cornichons, il a confirmé que c'était bien un ver mâle et un ver femelle qui étaient en train de fonder une petite famille dans la vessie de Sandy. Il faut savoir que le cycle de vie de ces vers commence à l'intérieur des escargots d'eau douce et qu'il est excrété par l'escargot puis relâché dans l'eau. Cette larve flottante nage ensuite vers quelqu'un et s'y accroche pour pénétrer la peau et commencer son voyage vers la vessie. L'eau dans laquelle vivent ces petites bêtes peut être aussi petite qu'une flaque, alors faites attention à l'eau lorsque vous voyagez.

Ma chère voisine Sandy a écrit qu'elle se sent la personne la plus heureuse de la planète parce qu'elle vit à côté des voisins les plus généreux et les plus intelligents qui existent. (Merci, Sandy !) Elle remerciait l'expert de l'autre côté de la rue qui l'a aidée dans cette crise de santé avec son souvenir acquis ! Néanmoins, le remède a été administré et le parasite tué. La vie quotidienne lui est revenue et elle s'est impliquée dans la politique de santé pour les enfants à faible revenu en Amérique afin de tenter de rendre le monde meilleur.

Désormais, seul un urologue peut résoudre le problème. Reconnaissez-vous déjà sa valeur ? Mieux ils sont formés, plus ils peuvent résoudre rapidement et précisément les problèmes urologiques. N'oubliez pas que tout ce qui concerne votre installation sanitaire et tout ce qui concerne l'urine doit être traité par un urologue spécialisé.

28

# SEXE AVEC LE MÉDECIN DE LA BITE

## *Aimer est le souhait le plus profond de l'âme*

Lens gens me posent cette question constamment, y compris mon nouveau gynécologue. Même elle veut savoir si c'est « bon ». D'où vient cet intérêt pour le sexe avec le Médecin de la Bite ? Après tout, c'est quelque chose d'intime. Ce n'est pas parce que la médecine sexuelle est l'une de ses sous-spécialités, et oui, elle est tellement spéciale, qu'il est trop gênant pour moi de chanter les louanges de mon mari. Je suppose que les gens veulent savoir s'il utilise un des outils de son métier à son profit, ou le mien.

Voici ce que j'ai appris après 20 ans de mariage avec cet homme. J'ai un peu de la hônte d'admettre que nous sommes comme tout le monde en ce qui concerne la vie sexuelle, où l'installation sanitaire joue également un rôle majeur. Il y a des différentes possibilités qui aident maintenir la qualité de notre vie sexuelle. Je suis sûre qu'avec le temps et l'âge, tout va changer pour nous deux. Mais en ce moment, je suis heureuse d'avoir épousé un homme qui connaît nos deux anatomies aussi bien qu'un astronaute connaît les étoiles. Cela laisse beaucoup de place à l'exploration et éveille encore l'excitation et la nostalgie de ce qui nous attend. Le reste, je le laisse à votre imagination et à vos préférences.

# MOT DE LA FIN

## *Les portes ouvertes favorisent l'évolution de votre âme*

Lorsque vous réfléchissez à votre propre santé urologique, n'oubliez pas que ces facteurs sont aussi parfois les principaux responsables des problèmes maritaux ou relationnels. Les conditions urologiques fondamentales sont très réelles, et elles font obstacle à l'obtention d'une qualité de vie satisfaisante et/ou à une relation sur le plan physique, mental et émotionnel. Je peux vous assurer que les hommes et les femmes ne partagent pas leurs problèmes urologiques avec leur conjoint ou partenaire. C'est un sujet difficile. J'espère que les informations contenues dans ce livre vous encourageront à consulter votre urologue et à retrouver votre qualité de vie.

Être mariée à un plombier et parfois à un entrepreneur qui peut réparer des pénis et des vagins est beaucoup plus enrichissant que je n'aurais jamais pu l'imaginer. Et c'est certainement une expérience qui m'a ouvert les yeux. Auparavant, je travaillais derrière l'ordinateur dans une entreprise américaine. Personne ne savait rien de ma vie, et mon corps était la toute dernière chose à laquelle je pensais. Mais je réalise maintenant que je n'ai pas besoin d'être médecin pour aider les gens. Je suis devenue un canal humain entre le patient et le médecin hautement qualifié. J'ai découvert un nouveau sentiment de joie parce que je suis capable d'écouter et de m'occuper des personnes qui souffrent et me demandent de l'aide ou des conseils. Toutes les questions techniques je fais passer à mon mari Médecin de la Bite, qui m'a appris d'être amicale, attentionnée et compatissante.

J'étais toujours si gênée de dire que j'étais mariée à un urologue jusqu'à que j'ai découvert à quel point il aide les gens avec des choses que je n'avais jamais imaginées. De toute façon, je ne me sentais pas à l'aise pour parler de choses qui se passent dans mes culottes. J'étais aussi intimidé que le patient. Ainsi, au lieu d'avoir honte, je me suis immédiatement mis à la place de tous ces gens qui m'ont demandé de l'aide pour leurs problèmes urologiques. J'étais prête à être ouverte et réceptive à la souffrance d'autres personnes.

Voir mon mari s'enthousiasmer pour quelque chose qui me met si mal à l'aise, me fait l'aimer encore plus. J'ai maintenant plus confiance en moi pour parler ouvertement de toutes les questions urologiques et moins de stress lorsque les gens me font part de leurs problèmes avec leurs installations sanitaires. Néanmoins, je garde mon sens de l'humour sur ce sujet, et c'est bien comme ça.

J'ai appris que les connaissances de mon mari Médecin de la Bite sur ma installation sanitaire et la vôtre devraient en fait servir le public. J'apprécie la valeur du plombier humain, et plus je vieillis, plus j'apprécie ses connaissances et ses compétences. Je sais qu'un jour je serai son patient.

Alors amusez-vous en faisant pipi et j'espère que votre flux urinaire soit régulier et fort et qu'il puisse s'arrêter sur commande.

# REMERCIEMENTS

Tout d'abord, je veux remercier Dieu pour l'inspiration divine qui me permet d'aider les gens du monde entier. La dévotion au divin était le plus grand cadeau et le plus grand défi. Je tiens également à remercier mon merveilleux mari qui m'inspire d'une manière dont il n'est pas conscient. Son soutien, ses connaissances et son extrême patience face à mes questions sans fin témoignent de son amour profond pour moi. Merci, je t'aime !

Je voudrais rendre un hommage particulier à mon père, qui a passé d'innombrables heures assis à côté de moi à mon bureau dans le fauteuil, à écouter mes chapitres et à rire avec moi pendant que nous apprenions tous les deux tout sur l'urologie. C'était un voyage incroyable avec toi, papa. Tu es la plus grande inspiration pour moi et pour tant d'autres.

A mon frère Ray. Ta perspicacité sincère et tes commentaires honnêtes ont été bien plus que je n'aurais pu l'imaginer. Tu m'as aidé à comprendre ce que vivent les hommes dans la cinquantaine et leur peur de poser toutes sortes de questions sur l'urologie. Tu avais le courage de participer à la création de ce livre, et je te suis à jamais reconnaissante pour les innombrables heures et les intuitions qu'il a fallu y consacrer. Je t'aime.

Je tiens également à remercier Claudia pour ses encouragements et sa sagesse en me donnant l'idée de publier ce livre en espagnol. Tu as ouvert une porte plus grande que je n'aurais jamais pu l'imaginer et m'avez inspiré pour diffuser mon message dans le monde entier. C'est pour ça que je t'adore !

Merci aux nombreux travailleurs indépendants qui ont partagé leurs dons et leurs talents pour réaliser ce livre. Vous avez tous été si gentils et inspirants au fil du temps. Vous savez qui vous êtes, et j'espère que vous êtes fiers d'avoir participé à ce projet. Merci beaucoup !

Et ensuite, à mes enfants, qui ont supporté le long travail de leur mère sur ce livre. Votre amour et votre soutien m'ont donné la preuve que je peux réinventer ma vie de manière à rendre le monde meilleur, tout en vous aimant inconditionnellement !

# LISTE DES SOURCES

**https://www.urologyhealth.org/**
*Urology Care Foundation*

**https://www.auanet.org**
*American Urological Association*

**https://www.smsna.org**
*Sexual Medicine Society of North America, Inc.*

**https://www.isswsh.org/**
*The International Society for the Study of Women's Sexual Health (ISSWSH)*

**https://www.menopause.org/**
*The North American Menopause Society (NAMS)*

www.ingramcontent.com/pod-product-compliance
Lightning Source LLC
La Vergne TN
LVHW091143080826
845145LV00008B/2242

* 9 7 8 1 7 3 4 2 9 6 6 7 9 *